W0044885

Sven-David Mülle

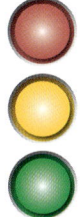

Cholesterin-
& Fett-Ampel

Auf einen Blick:
Cholesterinwerte und Fettsäuren
von über 2500 Lebensmitteln

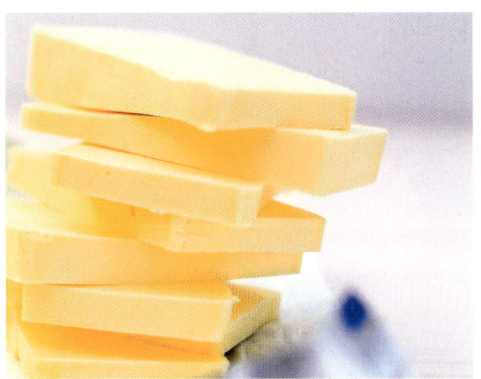

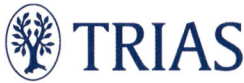

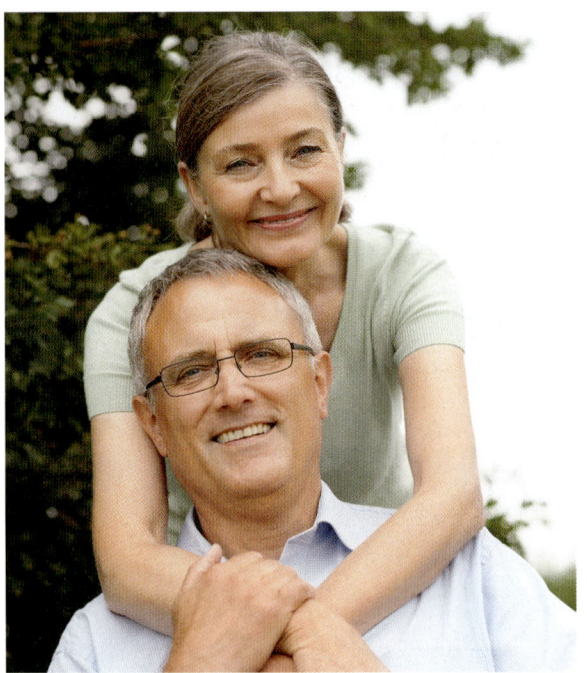

Welche Empfehlungen gelten für die verschiedenen Fettarten?

Fettart	Empfehlung
Transfettsäuren	möglichst keine
gesättigte Fettsäuren	möglichst wenig
einfach ungesättigte Fettsäuren	moderat: pro Tag 1- bis 3 Esslöffel Rapsöl
mehrfach ungesättigte Fettsäuren	ausreichend: pro Tag 1- bis 2 Esslöffel Diät- oder Reformhaus-Margarine mit 50 % Linolsäure oder 2 Esslöffel Diät-/Halbfettmargarine mit Phytosterinen
Omega-3-Fettsäuren	1- bis 2 Gramm täglich, 2-mal wöchentlich eine Portion Lachs oder täglich 4 Fischölkapseln (nach ärztlicher Empfehlung)

Der Autor

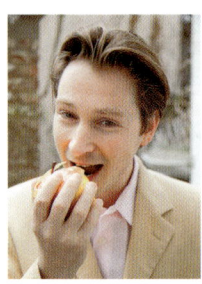

Sven-David Müller, M. Sc., war nach seiner Ausbildung zum Diätassistenten zehn Jahre an der Universitätsklinik Aachen beschäftigt. In dieser Zeit hat er sich mit den Ernährungsproblemen von Menschen mit Stoffwechselstörungen befasst. Im Jahre 1976 erkrankte er an Diabetes mellitus und seit diesem Zeitpunkt ist ihm die Ernährung besonders wichtig. Er ist 1. Vorsitzender des Deutschen Kompetenzzentrums Gesundheitsförderung und Diätetik und wurde für seinen Einsatz in der Ernährungsaufklärung mit dem Bundesverdienstkreuz ausgezeichnet.

So nutzen Sie die Tabelle richtig

Die Cholesterin- und Fett-Ampel gibt Ihnen den Überblick über 2500 Lebensmittel, Speisen und Fertigprodukte. Die Tabelle eignet sich gleichermaßen für Menschen, die gesund abnehmen möchten, wie auch für Menschen mit erhöhten Blutfettwerten. Sie signalisiert Ihnen, welche Lebensmittel gut 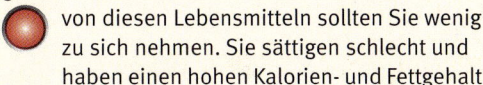, neutral 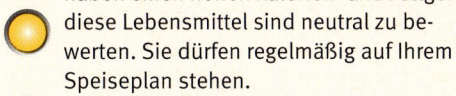 oder weniger gut für Sie sind.

von diesen Lebensmitteln sollten Sie wenig zu sich nehmen. Sie sättigen schlecht und haben einen hohen Kalorien- und Fettgehalt.

diese Lebensmittel sind neutral zu bewerten. Sie dürfen regelmäßig auf Ihrem Speiseplan stehen.

hier können Sie unbeschwert zugreifen! Folgende Abkürzungen werden in den Tabellen verwendet:

Abkürzungen

F. i. Tr.	Fettgehalt in der Trockenmasse
fe.	fett
G	Gramm
glutenfr.	glutenfrei
GSF	gesättigte Fettsäuren
i. D.	im Durchschnitt
kcal	Kilokalorien
ma.	mager
mf.	mittelfett
netto	Inhalt von Konserven nach dem Abtropfen
pro P.	pro Portion
TK	tiefgekühlt

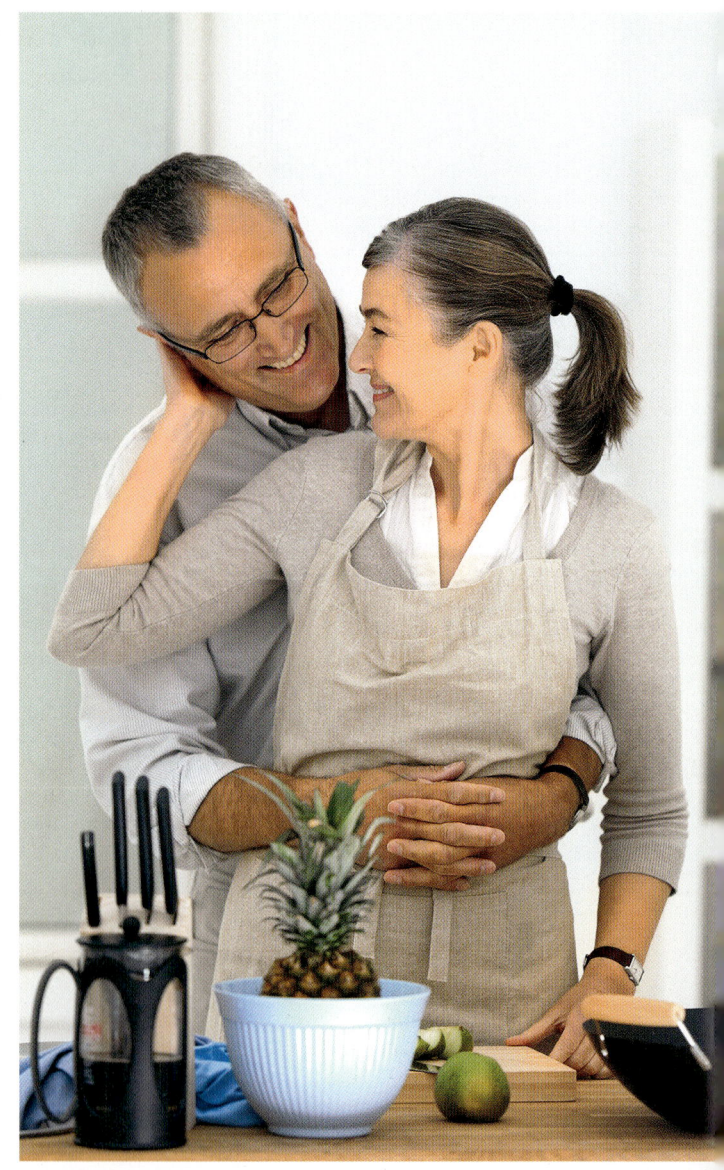

Liebe Leserinnen und Leser,

immer mehr Menschen leiden unter einem erhöhten Cholesterinspiegel. Übergewicht wird zunehmend zum Problem. Inzwischen sind 52 Prozent der Frauen und 65 Prozent der Männer in Deutschland zu dick. Adipositas und Fettstoffwechselstörungen sind Geißeln der Industriegesellschaft und stellen bedeutsame Risikofaktoren für die häufigsten Todesursachen dar: den Herzinfarkt und den Schlaganfall. Adipositas – die Steigerung des Körpergewichts durch übermäßige Vermehrung des Körperfettgewebes – ist ein seit Tausenden von Jahren bekanntes Phänomen. Allerdings war in der Vergangenheit Adipositas nur auf die wenigen herrschenden und wohlhabenden Menschen beschränkt, die die Möglichkeit hatten, sich kontinuierlich und übermäßig mit Lebensmitteln und Speisen zu versorgen. Inzwischen haben sich Übergewicht, Adipositas und Fettstoffwechselstörungen zu den größten Gesundheitsproblemen der Gegenwart entwickelt. Die Weltgesundheitsorganisation (WHO) spricht sogar schon von einer weltweiten Adipositas-Epidemie. Fett und Cholesterin stehen im Mittelpunkt der Fehlernährungsproblematik in den Industrieländern. Viele Menschen nehmen einfach zu viele fettreiche Lebensmittel auf.

Insbesondere die Aufnahme von gesättigten Fettsäuren ist zu hoch. Das liegt in erster Linie am Fast-Food-Konsum und auch an Snacks, Knabberwaren und Fertiggerichten, wie ich in meiner Praxis immer wieder feststelle. Während in den vergangenen Jahren insbesondere die Fettquantität Beachtung fand, ergaben Untersuchungen, dass es vielmehr um die Fettqualität geht. Die Ernährungstherapie bei Übergewicht und Fettstoffwechselstörungen hat sich in den vergangenen Jahren deutlich gewandelt. Die Beeinflussung der Blutfettwerte und des Körpergewichts durch eine angepasste Ernährungsweise und mehr Bewegung sind ein bedeutender Baustein eines wirkungsvollen und nachhaltigen Therapiekonzepts. Bei Fettstoffwechselstörungen, die mindestens in jedem zweiten Falle fehlernährungsbedingt sind, ergänzen sich in der Regel medikamentöse Therapie und richtige Ernährung.

Das Konzept der Bewertung von Lebensmitteln und deren Inhaltsstoffen nach dem Ampel-Prinzip macht eine Ernährungsumstellung einfach. Wichtigen ernährungsmedizinischen Empfehlungen folgt ein ausführlicher Tabellenteil mit über 2500 Lebensmitteln. Die vorliegende Cholesterin- und Fett-Ampel ergänzt die ärztliche Aufklärung und Diätberatung durch Diätassistenten sinnvoll. Meine Patienten profitieren von diesem Konzept, das eine Ernährungsumstellung leicht macht. In der Diät- und Ernährungsberatung stelle ich immer wieder fest, dass es vielen Menschen besonders schwer fällt, mit den bei Übergewicht und erhöhten Blutfettwerten notwendigen diätetischen Regeln umzugehen. Die Vorgabe von Zahlenwerten (Kalorien, Cholesterin, Fett, …) ist oftmals nur schwer oder überhaupt nicht in den Alltag einzubinden. Daher habe ich das Ampel-Prinzip, das auf dem ernährungsmedizinisch einwandfreien Konzept der Nährstoffdichte beruht, entwickelt.

Die Cholesterin- und Fett-Ampel macht Ihnen die Ernährungsumstellung durch die Ampel-Gestaltung besonders einfach. Mit dieser Ampel können Sie erfolgreich abnehmen oder Ihren Cholesterinspiegel senken. Die Ampel-Farben signalisieren Ihnen klar und deutlich, welche Lebensmittel und Speisen für Sie und Ihren Körper besonders gut, neutral oder weniger gut sind. Bleiben Sie möglichst oft im gelben oder grünen Bereich und gleichen Sie rot gekennzeichnete Lebensmittel durch Mahlzeiten mit grünen Punkten wieder aus. So einfach war es noch nie, gesund zu essen und dadurch die Blutfettwerte und/oder das Gewicht in die richtige Bahn zu lenken. Durch die Signalfarben können Sie auf lästiges Zählen und Rechnen verzichten.

In Deutschland sind nach Angaben des Robert Koch-Institutes in Berlin 21 Millionen Frauen und 26 Millionen Männer übergewichtig oder adipös. Nur 15 Prozent der stark übergewichtigen, also adipösen Menschen, erreichen eine normale Lebenserwartung. Übergewicht ist somit mehr als ein kosmetisches Problem, es ist vor allem auch ein gesundheitliches Risiko. Im Mittelpunkt der ernährungsmedizinischen Forschung steht seit Jahren das Fett, wobei die Auswahl der »richtigen« Fette von besonderer Bedeutung ist.

Fett ist das größte Ernährungsproblem in Deutschland und eine fettreiche Ernährung macht dauerhaft dick. Eine Ernährung nach dem Ampel-Prinzip verbietet nichts und macht eine effektive Ernährungsumstellung ganz einfach. Nutzen Sie die Möglichkeiten einer Ernährungstherapie und senken Sie dauerhaft erhöhte Cholesterinwerte – ohne Nebenwirkungen. Ich wünsche Ihnen, dass Sie mit meiner Cholesterin- und Fett-Ampel Ihr Ziel erreichen.

Ihr

Sven-David Müller, M. Sc.
Master of Science in Applied Nutritional Medicine (Angewandte Ernährungsmedizin)
Staatlich anerkannter Diätassistent und Diabetesberater DDG

Fett – ein wichtiger Energielieferant

Fett ist mit 9 Kilokalorien pro Gramm der energiereichste Nährstoff. Für den Körper ist Fett als Energieträger von besonderer Wichtigkeit. Außerdem bildet der Organismus seine Reserven fast ausschließlich in Form von Körperfett.

Gleichzeitig ist Fett in der Nahrung Träger der fettlöslichen Vitamine A, D, E und K. Die Bedeutung von Fett als Überträger von Geschmacks- und Aromastoffen wird allgemein überschätzt. Wichtig ist aber das so genannte Mundgefühl von fettreichen Speisen. Wir empfinden das cremige Mundgefühl von fettigen Speisen als besonders angenehm. Der menschliche Organismus kann prinzipiell zwar Fette herstellen, ist aber auf die Zufuhr von essenziellen (= lebensnotwendigen) Fettsäuren angewiesen. Die essenziellen Fettsäuren gehören zu den mehrfach ungesättigten Fettsäuren. Auch die Omega-3-Fettsäuren sind für den Menschen sehr wichtig. Allgemein nehmen die Menschen viel zu wenig Omega-3-Fettsäuren und essenzielle Fettsäuren auf. Dafür ist der Konsum von gesättigten Fettsäuren zu hoch. Durch die Hinwendung zum Olivenöl, das kaum essenzielle Fettsäuren, dafür aber reichlich gesättigte Fettsäuren enthält, hat sich die Fettbilanz noch weiter verschlechtert. Die Nahrung enthält Fette zum größten Teil in Form von Triglyzeriden. Triglyzeride bestehen aus Glyzerin und drei

Fettsäuren. Die Fettsäuren wiederum werden nach ihrer Länge in kurz-, mittel- und langkettige Fettsäuren unterteilt. Zusätzlich werden Fettsäuren auch nach der Anzahl und Stellung der Doppelbindungen unterschieden. Liegt keine Doppelbindung vor, spricht man von gesättigten Fettsäuren. Einfach ungesättigte Fettsäuren weisen eine, mehrfach ungesättigte mehrere Doppelbindungen auf. Die Zahl der Doppelbindungen macht den Gesundheitswert der Fettsäuren aus. Es geht also nicht in erster Linie um die Fettquantität, sondern vielmehr um die Qualität der Nahrungsfette. Ganz einfach ausgedrückt sind gesättigte Fettsäuren gesundheitsschädlich und ein- sowie mehrfach ungesättigte Fettsäuren gesundheitsförderlich. Auch Transfettsäuren sind gesundheitsschädigend. Sie kommen reichlich in Pommes frites, anderen frittierten Produkten wie Chips sowie Gebäck vor. Auch Butter enthält Transfettsäuren. Diätmargarine und hochwertige Speiseöle sind frei von Transfettsäuren.

Wie viel Fett nehmen wir über Lebensmittel auf?

Versteckte Fette in Lebensmitteln pro 100 g			
Fleisch- und Wurstwaren	26,9 g	Eier	4,2 g
Margarine, Öle und Fette	19,4 g	Süßwaren	3,7 g
Butter	17,1 g	Gemüse, Obst, Nüsse	3,7 g
Milch- und Milchprodukte	16,0 g	Fisch- und Fischwaren	1,4 g
Fleisch	13,2 g	Nährmittel	1,4 g
Brot- und Backwaren	10,2 g	**Gesamtfettmenge**	**117,2 g**

Wir essen zu viel und das falsche Fett

Im Ernährungsbericht kann man lesen, dass in Deutschland durchschnittlich 120 bis 140 Gramm Fett pro Tag verzehrt werden. Das entspricht etwa 1080 bis 1260 Kilokalorien täglich. Erschreckend ist, dass der größte Anteil der Fette aus der Gruppe der gesättigten Fettsäuren stammt. Diese Fettsäuren, die vorwiegend aus tierischen Quellen stammen, sind gesundheitsschädlich, da sie die Blutfette (Stichwort Cholesterin) erhöhen und auch die Insulinresistenz fördern. Insulinresistenz führt schließlich zu Diabetes mellitus Typ 2 und fördert die Entstehung von Übergewicht. Gesättigte Fettsäuren machen nicht nur dick, sie fördern außerdem die Entstehung von ernährungsbedingten Krankheiten wie Diabetes mellitus Typ 2, Bluthochdruck, Fettstoffwechselstörungen (hohes LDL, niedriges LDL und erhöhte Triglyzeride) und Arteriosklerose. Herzinfarkt und Schlaganfall können die Folgen sein. Idealerweise liegt die täglich aufgenommene Fettmenge bei 30 bis 35 Prozent der notwendigen Kalorienzufuhr.

Wenn man von den aktuellen durchschnittlichen Verzehrsmengen ausgeht, ist eine reduzierte Fettaufnahme sehr wünschenswert, sodass man zu den aktuell empfohlenen Fettmengen kommt. Wichtig ist aber, dass eine Ernährungsumstellung hin zu einer streng fettarmen Kost weder bei Übergewicht, Fettstoffwechselstörungen noch bei anderen ernährungsbedingten Erkrankungen positive Effekte hat. Ungesättigte Fettsäuren können erst bei einer bestimmten Dosis ihre gesundheitsförderlichen Effekte entfalten. Auch die notwendige Zufuhr von Omega-3-Fettsäuren ist praktisch bei einer streng fettarmen Kost

nicht möglich. Studien zeigen, dass eine streng fettarme
Kost kaum gesundheitsförderlich ist.

Ideale Fettzufuhr pro Tag (je nach Kalorienzufuhr)	
1200 Kilokalorien:	45 Gramm
1500 Kilokalorien:	55 Gramm
1800 Kilokalorien:	65 Gramm
2000 Kilokalorien:	75 Gramm
2200 Kilokalorien:	80 Gramm
2400 Kilokalorien:	90 Gramm
2600 Kilokalorien:	95 Gramm

Butter, Öle, Margarine – was ist drin?

Butter ist für die menschliche Gesundheit aufgrund
ihres Fettsäuremusters nicht förderlich, da sie reichlich
gesättigte Fettsäuren, kaum lebensnotwendige Fettsäuren (auch keine Omega-3-Fettsäuren), viel ungesunde
Transfettsäuren und auch noch Cholesterin enthält.
Herkömmliche Margarine ist etwas besser zu bewerten
als Butter. Besonders zu empfehlen ist Diätmargarine,
die sehr wenig gesättigte Fettsäuren, keine Transfettsäuren, aber reichlich gesunde ungesättigte Fettsäuren
enthält. Außerdem liefert Margarine das herzgesunde
Vitamin E und enthält von Natur aus kein Cholesterin, da
sie aus pflanzlichen Ölen hergestellt wird, die prinzipiell
cholesterinfrei sind. Menschen, die unter erhöhten Blutfettwerten leiden, sollten auf Diäthalbfettmargarine
mit Phytosterinen zurückgreifen. Phytosterine kommen
in der Natur vor allem in Nüssen und Samen vor und

senken den Cholesterinspiegel deutlich, ohne dass mit schädigenden Nebenwirkungen zu rechnen ist. Menschen, die abnehmen möchten, sollten auf Diätmargarine oder hochwertige Halbfettmargarine zurückgreifen. Diätmargarine muss einen Mindestgehalt von 50 Prozent an mehrfach ungesättigten Fettsäuren aufweisen. Lebensnotwendige (= essenzielle) Fettsäuren sind mehrfach ungesättigte Fettsäuren, die der Organismus nicht selbst herstellen kann und die er deshalb täglich mit der Nahrung aufnehmen muss. Die wichtigsten Vertreter sind die Linolsäure und die Linolensäure. Immer wieder wird Olivenöl als das gesündeste Fett bezeichnet. Das ist jedoch nicht ganz richtig, denn es enthält extrem wenig lebensnotwendige Fettsäuren, aber relativ viele gesättigte Fettsäuren. Um genügend essenzielle Fettsäuren durch Olivenöl aufzunehmen, müsste eine sehr große Menge davon verzehrt werden. Das würde aber zu Übergewicht führen. Auch enthält Olivenöl keine Omega-3-Fettsäuren. Eine mediterrane Ernährungsweise ist gesund, Olivenöl allein macht aber noch keine mediterrane Lebensweise aus. Dazu zählen noch weitere Faktoren: wenig Stress, angenehme Temperaturen, reichlich frisches Obst und Gemüse, Hülsenfrüchte, praktisch täglich Fisch, selten Fleisch, keine Wurst und auch keine Butter oder Margarine. Eine Ausnahme macht Olivenöl von der Insel Kreta – das ist sogar sehr gesund – aber auch ziemlich teuer.

Seefisch enthält nicht nur das wichtige Jod und das knochengesunde Vitamin D. In vielen Fischen sind auch besonders gesunde Fette enthalten. Diese Omega-3-Fettsäuren kommen vornehmlich im Fett von Fischen vor. Diese senken den Blutdruck, beugen Thrombosen vor, vermindern die Insulinresistenz und senken die

Triglyzeride deutlich. Omega-3-Fettsäuren können bei vielen Krankheiten Medikamente überflüssig machen. Ich empfehle bei einer Reihe von Erkrankungen meinen Patienten, Omega-3-Fettsäuren in Form von Fischöl-Kapseln einzunehmen. Aber diese müssen wirklich hochwertig sein. Um ausreichend davon aufzunehmen, müssen Sie entweder täglich rund 100 Gramm Lachs, Makrele, Hering oder Thunfisch essen oder Präparate aus der Apotheke einnehmen. Sinnvoll ist es auch, Omega-3-Fettsäuren mit L-Carnitin zu kombinieren, da beide Substanzen das Herz schützen, die Blutfette senken und Krankheiten vorbeugen können.

Meiden Sie Transfettsäuren

Transfettsäuren sind ungesättigte Fettsäuren mit einer speziellen räumlichen Struktur – sie sind chemisch verändert und entstehen bei der chemischen Härtung von ungesättigten Fettsäuren. Transfettsäuren führen zu einem extremen Anstieg der gefäßverkalkenden Blutfette sowie einer Senkung des gefäßgesunden HDL-Cholesterins und haben vielfältige weitere negative Effekte im Stoffwechsel. Sie sollten so weit wie möglich gemieden werden. Besonders reich an Transfettsäuren sind Butter, Butterschmalz und fettes Rindfleisch sowie daraus hergestellte Wurst. Aber auch das Fett von Wiederkäuern, also Rindern, enthält Transfettsäuren. Die in Deutschland üblichen Härtungsverfahren, die beispielsweise in der Margarineindustrie Anwendung finden, sind unbedenklich. Diät- und Reformmargarine ist sogar garantiert frei von schädlichen Transfettsäuren. Fast 90 Prozent der in Deutschland aufgenommenen Transfettsäuren stammen aus Milchprodukten, Rindfleisch,

Gebäck, Süßigkeiten und Frittiertem. Verzichten Sie also weitgehend darauf.

Speisefette im Vergleich (Fettsäuregehalt in g)

100 g	gesättigte Fettsäuren	einfach unges. Fettsäuren	mehrfach unges. Fettsäuren	Bewertung
Butter	50,5	25,1	3,1	kaum akzeptabel
Margarine	23,3	18,8	34,4	akzeptabel
Diät-margarine	19,0	15,6	41,8	hochwertig
Halbfett-margarine	10,1	10,7	17,5	akzeptabel für Über-gewichtige
Rapsöl	7,7	55,1	31,9	sehr gut
Sojaöl	14,0	23,8	56,5	akzeptabel
Distelöl	8,9	11,8	74,4	hochwertig
Olivenöl	14,7	71,2	9,3	kaum akzeptabel

Übergewicht – eine Frage der Energiebilanz

Die Entstehung von Übergewicht ist leicht zu erklären. Übergewicht entsteht bei einer positiven Energiebilanz – wenn der Organismus also mehr Kalorien erhält, als er verbrauchen kann. Unser Stoffwechsel ist im Rahmen der Evolution immer mehr auf »Speicherung« eingestellt worden. Ernährungsmediziner schätzen, dass 75 Prozent der Menschen eine Art »Hamster-Gen« in sich tragen und dadurch zu Übergewicht neigen. Menschen mit Hamster-Gen nehmen leicht zu und schwer ab. Dazu kommt es aber nur bei Überernährung oder mangelnder Bewegung. Jeder – wirklich jeder – kann abnehmen, es fällt nur leider manchen Menschen schwerer als anderen. Eine negative Energiebilanz können Sie über eine verminderte Kalorienzufuhr oder über einen erhöhten Kalorienverbrauch durch Bewegung erreichen. Auch so genannte Fatburner sind hilfreich. Sie heizen den Stoffwechsel an, sodass ein größerer Bedarf an Kalorien entsteht. Im Idealfall besteht eine gewichtsreduzierende Therapie aus allen drei Bausteinen. Zur Gewichtsreduktion ist es ideal, täglich zwischen 1200 und 1800 Kilokalorien – abhängig vom Energiebedarf – zuzuführen. Studien haben gezeigt, dass eine moderate Energiezufuhr-Beschränkung bessere Effekte zeigt als eine »Radikalkur«. Gänzlich ungeeignet zum gesundheitsbewussten Abnehmen sind Fasten, Heilfasten und jede Art von »Crash-Kur«. Eine Diät ist effektiver, wenn kein Stress vorliegt. Daher ist es sinnvoll, eine Entspannungsmethode wie autogenes Training zu erlernen. Ich habe in meiner Praxis an einer Studie mitgewirkt, die bewiesen hat, dass der Gewichtsverlust durch autogenes Training deutlich gefördert wird. Ich empfehle es daher allen meinen übergewichtigen Patienten.

Eine Waage ist lediglich in der Lage, das Körpergewicht in Kilogramm zu erfassen. Sie macht jedoch keinerlei Aussage über die Körperzusammensetzung. Auch bleibt im Dunkeln, ob Körperfett, -wasser oder -muskulatur auf- oder abgebaut wurden. Demgegenüber zeigt die

Bioelektrische Impedanzanalyse (BIA) genau, woraus der Körper zusammengesetzt ist. BIA-Geräte gibt es heute in vielen Arztpraxen (beispielsweise www.formmed.de) oder in Fitness-Centern. Einfache Fettwaagen eignen sich für den häuslichen Bereich. Es ist sinnvoll, alle 2 bis 4 Wochen ein Ergebnis der Körper-Zusammensetzung zu erheben. Zudem sollte natürlich auch das Körpergewicht alle 7 bis 14 Tage ermittelt werden. Das sollte immer morgens nüchtern, nackt und nach dem Toilettengang erfolgen.

Gewichtsverlust dank Eiweiß

Besonders wichtig ist es, dass der Körper im Rahmen der negativen Energiebilanz möglichst wenig Körpereiweiß, also Muskulatur, abbaut. Die Muskulatur ist der wichtigste Hochofen im Stoffwechsel. Wird Muskelmasse abgebaut, fällt der Energiebedarf Ihres Körpers. Es kommt zum so genannten Jo-Jo-Effekt und Sie nehmen nach der Diät gleich wieder zu – im schlimmsten Fall sogar mehr, als Sie vorher abgenommen haben. Die Muskulatur kann nur erhalten werden, wenn im Rahmen der Gewichtsreduktion ausreichend hochwertiges Eiweiß zugeführt wird und die Muskulatur täglich ausreichend bewegt wird. Eine Gewichtsabnahme ohne Bewegungsprogramm erzielt daher einen nachhaltigen Effekt und ist sinnlos. 1 bis 1,2 Gramm Eiweiß pro Kilogramm Ihres Körpergewichts brauchen Sie täglich. Protein sättigt hervorragend und beugt dem Jojo-Effekt effektiv vor. Es wirkt auch als Kalorienkiller. Zudem wird es weitgehend ohne Insulin verwertet. Als Einstieg in eine Diät oder um zwischendurch eine Mahlzeit zu ersetzen, eignet sich auch das so genannte proteinmodifizierte Fasten. Dabei wird eine

Mahlzeit durch einen Fertigdrink oder eine Fertigsuppe ersetzt, die industriell hergestellt sind und alle wichtigen Nährstoffe in ausreichender Menge enthalten.

Kohlenhydrate: auf den GLYX achten!

Früher galt: »Reichlich Kohlenhydrate sind gesund, machen satt und schlank!«. Wissenschaftliche Studien haben bewiesen, dass dies so falsch ist. Nach der Aufnahme von Kohlenhydraten steigt der Blutzucker und der Körper produziert das Hormon Insulin. Die Geschwindigkeit und das Ausmaß der Blutzuckersteigerung durch Kohlenhydrate werden durch den glykämischen Index klassifiziert.

Lebensmittel mit hohem und niedrigem GLYX

niedriger glykämischer Index	hoher glykämischer Index
Hülsenfrüchte	Traubenzucker
Nüsse (täglich eine Handvoll hilft sogar beim Abnehmen)	Weißbrot
grobes Vollkornbrot	Salzkartoffeln
Pellkartoffeln mit Schale	Limonade
Frischobst mit Schale	Kartoffelbrei
Gemüse	Bier
Spaghetti »al dente«	Brötchen/Baguette
magere Milchprodukte (Harzer Käse)	Cornflakes
Vollkornmüsli ohne Zucker	geschälter Reis
Frischkornbrei	Knäckebrot
ungeschälter Reis	Graubrot

In manchen Büchern wird der glykämische Index auch als GLYX bezeichnet, die wissenschaftliche Abkürzung ist »GI«. Bevorzugen Sie Lebensmittel mit einem niedrigen glykämischen Index. Sie beugen damit Heißhungerattacken vor und fühlen sich lange satt. Ballaststoffe reduzieren den glykämischen Index ähnlich wie ungesättigte Fettsäuren. Daher ist es sinnvoll, möglichst viele Ballaststoffe aufzunehmen und Kohlenhydrate immer mit hochwertigen Fetten zu kombinieren (beispielsweise grobes Vollkornbrot mit Diätmargarine, Spaghetti »al dente« mit Rapsöl, Pellkartoffeln mit Leinöl oder Obstsalat mit Nüssen).

Lebenswichtige Vitamine und Mineralstoffe

Der menschliche Organismus kann die meisten Vitamine (außer Vitamin D) nicht selbst herstellen und verfügt nur für die wenigsten Vitamine und Mineralstoffe über Speicher. Mineralstoffe kann der Körper überhaupt nicht herstellen. Daher ist er auf die regelmäßige Zufuhr ausreichender Mengen dieser Stoffe angewiesen. Studien des Deutschen Instituts für Ernährungsmedizin und Diätetik beweisen, dass die Vitamin- und Mineralstoffversorgung bei den meisten Menschen in Deutschland, wie auch in anderen westlichen Industriestaaten, unzureichend ist. Viele Menschen sollten zusätzlich zu einer gesunden Ernährungsweise Nahrungsergänzungsmittel einnehmen. Sinnvoll ist die dauerhafte Einnahme eines Multivitamin-Mineralstoff-Präparates. Diese können nicht überdosiert werden, wenn sie nach Anwendungsvorschrift eingenommen werden. Besonders hochwertig sind Nahrungsergänzungsmittel aus natürlichen Quellen, die gleichzeitig auch sekundäre Pflanzenstoffe enthalten. Während einer Gewichtsreduktion sollten immer Multivitamin-Mineralstoffpräparate eingenommen werden, um Mangelzuständen und einer unzureichenden Stoffwechselaktivität vorzubeugen. Besonders wichtig in diesem Zusammenhang sind die Spurenelemente Zink und Chrom. Sinnvoll ist die Einnahme von organischen Zinkverbindungen wie Zinkhistidin.

L-Carnitin: mehr als nur ein »Fatburner«

Der natürliche Stoff L-Carnitin kommt im Blut eines jeden Menschen vor und ist lebensnotwendig. Er transportiert langkettige Fettsäuren ins Innere der Mitochondrien, wo sie verbrannt werden. Es ist somit Schlüsselsubstanz für die Energiegewinnung aus Fetten. Auch eine Gewichtsabnahme ist ohne L-Carnitin nicht möglich. In konzentrierter Form zugeführt hat L-Carnitin gezeigt, dass es in Schwangerschaft und Stillzeit Mutter und Kind vor Erkrankungen bewahren kann, sich bei Herzerkrankungen günstig auf das Herz auswirkt, die Insulinsensitivität verbessert, die Regeneration der Muskulatur nach Belastung fördert und oxidativen Stress reduziert. Der menschliche Körper kann L-Carnitin selbst herstellen, gleichzeitig werden aber mit einer gemischten Kost zusätzlich etwa 100 bis 300 Milligramm L-Carnitin zugeführt. Eine Nahrungsergänzung von L-Carnitin ist sinnvoll in Phasen eines erhöhten Carnitin-Bedarfs oder eines Carnitin-Mangels, wie er zum Beispiel bei Dialysepatienten und in der Schwangerschaft auftreten kann. Auch bei Ausdauersport, Reduktionsdiäten und vegetarischer Ernährung ist eine Carnitin-Supplementation von täglich 1 bis 3 Gramm L-Carnitin sinnvoll. Die Einnahme kann dauerhaft erfolgen und ist frei von Risiken.

Süßstoffe unterstützen die Gewichtsabnahme

Süßstoffe sind chemische Substanzen, die süß schmecken. Süßstoffe sind weltweit zugelassen und gesundheitlich unbedenklich. Einige Süßstoffe haben natürliche Quellen (Neohesperidin DC stammt aus Bitterorangen, Thaumatin aus einer tropischen Frucht und Aspartam aus Eiweißbausteinen), andere werden synthetisch hergestellt, wie zum Beispiel Saccharin und Cyclamat. Süßstoffe erhöhen nicht den Blutzuckerspiegel und lösen keinen Appetit aus, wie eine Reihe von Studien beweisen.

WISSEN

Die meisten Schlankheitsmittel sind sinnlos

Schlankheitsmittel boomen. Nimmt man sie unter die ernährungsmedizinische Lupe, entdeckt man, dass sie in der Regel lediglich das Portemonnaie abnehmen lassen. Die Deutsche Adipositas-Gesellschaft hat von den frei verkäuflichen Schlankheitsmitteln lediglich das Sättigungspräparat CM3-Alginat in ihre Leitlinie aufgenommen. Es enthält natürliche Ballaststoffe aus Algen, die so aufbereitet wurden, dass sie über Stunden im Magen verweilen und die Sättigungsrezeptoren stimulieren. Sinnvoll ist auch die Einnahme von Multan oder Protein 88 im Rahmen des proteinmodifizierten Fastens. Nach ärztlicher Verordnung kann auch das Präparat Xenical hilfreich sein. Andere Fettmagneten – auf Chitosanbasis – funktionieren nicht.

Wer Zucker durch Süßstoff ersetzt, spart viele Kalorien ein. Studien beweisen, dass dies beim Abnehmen helfen kann. Auch der Süßstoff Stevia kann problemlos eingesetzt werden. Fruchtzucker sollte zum Süßen nicht verwendet werden, da er von vielen Menschen schlecht vertragen wird und negativen Einfluss auf den Stoffwechsel und die Leberfunktion ausübt.

MCT-Fette können schlank machen!

Aktuelle Studien zeigen, dass es sogar Fette gibt, die bei der Gewichtsreduktion helfen. Diese Fettsensation heißt MCT (mittelkettige Triglyzeride). Im Vergleich zu herkömmlichen Nahrungsfetten haben diese weniger Energie, fördern die Sättigung, werden sofort verbrannt und nicht in die Fettzellen eingelagert. Sie beugen dem Jo-Jo-Effekt vor und erhöhen die Wärmeproduktion des Körpers. MCT-Fette nehmen wir täglich auf, sie kommen in der Natur aber nur in kleinen Mengen vor. Untersuchungen zeigen, dass der Austausch von herkömmlichen Nahrungsfetten aus Koch-, Streich- und Salatfetten durch MCT-Margarine und -Öl (Reformhaus) beim Abnehmen hilft. Eine Aufnahme von 20 bis 60 Gramm MCT pro Tag ist wünschenswert. Viele Patienten haben mit MCT-Fetten eine Möglichkeit gefunden, leichter abzunehmen. Aber beachten Sie, dass nur bei dem Austausch gegen normale Nahrungsfette ein größerer Effekt eintritt.

Besprechen Sie die Vorgehensweise mit Diätassistenten. Die Leistung von Diätassistenten wird durch die Krankenkasse bezuschusst.

Cholesterin – kein Grund zur Panik

Cholesterin ist eine fettähnliche Substanz, die der Organismus für viele Stoffwechselprozesse benötigt und die sowohl über die Nahrung aufgenommen als auch vom Körper selbst hergestellt wird. Für viele Menschen ist Cholesterin inzwischen zu einem Reizwort geworden. Dabei ist das mit der Nahrung aufgenommene Cholesterin weit weniger gefährlich für die Blutfettwerte als gesättigte Fettsäuren. Das oftmals gescholtene Hühnerei, das reich an Cholesterin ist, wirkt sich praktisch überhaupt nicht cholesterinspiegelerhöhend aus. Im Gegenteil – da das Eidotter reichlich cholesterinspiegelsenkendes Lecithin enthält, muss niemand, auch nicht Menschen mit erhöhten Blutfettwerten, auf das Frühstücksei verzichten. Studien zeigen, dass weder der Cholesterinspiegel noch das Herzinfarktrisiko durch das tägliche Frühstücksei steigen. Und Studien zeigen, dass Menschen, die morgens ein oder zwei Eier essen, leichter abnehmen, da sie daraufhin den Tag über verteilt weniger essen. Das Ei hat einen hervorragenden Sättigungseffekt. Cholesterin findet sich nur in tierischen Lebensmitteln, in denen außerdem oft reichliche Mengen gesättigter Fettsäuren zu finden sind. Pflanzenöle und daraus hergestellte Margarinen sind cholesterinfrei. Nach den Empfehlungen der Fachgesellschaften sollte die Cholesterinzufuhr mit der Nahrung 200 bis 300 Milligramm am Tag nicht wesentlich übersteigen.

Kein Leben ohne Cholesterin

Cholesterin ist Bestandteil der Zellmembranen, also für Wachstum und Organreifung erforderlich, und Ausgangssubstanz für die Synthese von Nebennierenrinden- und Ovarialhormonen sowie von Vitamin D. Es wird entweder von den Körperzellen selbst hergestellt oder mit der Nahrung aufgenommen. In der Leber wird ein Teil des Cholesterins zu Gallensäuren umgebaut. Cholesterin kann in nennenswerter Menge nur über die Galle aus dem Körper entfernt werden. Bei Stoffwechselgesunden werden täglich rund 1,1 Gramm Cholesterin mit dem Stuhl ausgeschieden. Das in der Nahrung enthaltene Cholesterin hat relativ wenig Einfluss auf den Blutcholesterinwert, da es in der Regel nur zu 0 bis maximal 50 Prozent aus dem Darm aufgenommen wird.

Hitliste cholesterinreicher Lebensmittel

	Cholesterin (mg/100 g)	Kalorien (kcal/100 g)
Hühnerei, Eigelb	1260	348
Lebertran	850	882
Brathähnchen, Leber	537	147
Hühnerei im Ganzen	382	149
Rührei	371	216
Rind, Niere	368	102
Schwein, Niere	358	115
Kalb, Niere	357	116

	Cholesterin (mg/100 g)	Kalorien (kcal/100 g)
Kalb, Leber	348	146
Rind, Leber	342	147
Butterschmalz	340	880
Kaviarersatz	332	102

HDL- und LDL-Cholesterin

Allein am Gesamtcholesterin lässt sich die Gefährdung von Herz und Gefäßen nicht feststellen. Ein Cholesterinspiegel über 200 mg/dl muss keine Gefahr beinhalten. Das sind nur Marketingstrategien der Pharmaindustrie. Wissenschaftlich erwiesen ist, dass ein hoher HDL-Cholesterinwert einen Gefäßschutz bietet und Arteriosklerose sowie Gefäßverengung vorbeugt. Dagegen ist ein hoher LDL-Cholesterinwert immer ein Risiko. Während HDL-Cholesterin (high densitiy lipoprotein) das Cholesterin aus dem gesamten Körper zur Leber transportiert und dadurch sogar Verkalkungen abbaut, setzt sich das LDL-Cholesterin (low density lipoprotein) an den Innenwänden der Arterien ab und verursacht Arteriosklerose. Der HDL-Cholesterinwert sollte über 45 mg/dl liegen und der LDL-Cholesterinwert unter 140 mg/dl. Eine Ernährung, die reich an wasserlöslichen Ballaststoffen, Phytosterinen und ungesättigten Fettsäuren ist, sorgt für gute HDL- und niedrige LDL-Werte. Inzwischen gibt es einen Schnelltest (CholesterinCHECK), der auch zuhause durchgeführt werden kann. Der CholesterinCHECK ist rezeptfrei in Apotheken erhältlich.

Bewegung fördert das HDL-Cholesterin!

Sportart	Kalorienverbrauch pro 30 Minuten	Dauer für den Verbrauch von 1200 kcal
Joggen (9 km/h)	300 kcal	2 Stunden
Brustschwimmen (20 m/min)	135 kcal	4 Stunden, 25 Minuten
Spazierengehen (4 km/h)	39 kcal	15 Stunden, 20 Minuten
Radfahren (10 km/h)	60 kcal	10 Stunden
Tanzen, Foxtrott	180 kcal	3 Stunden, 20 Minuten
Gymnastik	115 kcal	5 Stunden, 10 Minuten

Quelle: Schlieper, CA: Grundfragen der Ernährung. Hamburg 2000.

Mehr als 50 Prozent der erhöhten Blutfettwerte sind allein auf Fehlernährung und Bewegungsmangel zurückzuführen. Zur Behandlung dieser Fälle sind oftmals keine Lipidsenker erforderlich. Viele Menschen bekommen zu früh Medikamente, anstatt einfach die Ernährungsweise umzustellen. Naturprodukte wie Plantago ovata-Samenschalen (beispielsweise Mucofalk aus der Apotheke), Phytosterine, Soja, Lecithin und Artischockenkonzentrat können den Cholesterinwert deutlich senken. Sie machen das Gros der Lipidsenker überflüssig. Das trifft auch für Omega-3-Fettsäuren zu. Im Gegensatz zu Lipidsenkern reduzieren diese Naturstoffe jedoch insbesondere das gefäßschädigende LDL, das schützende HDL bleibt dagegen erhalten. Über natürliche Maßnahmen lässt sich der LDL-Cholesterinspiegel um über 30 Prozent senken, der

Triglyzeridspiegel um mehr als 25 Prozent. Zugleich kann der HDL-Wert um mindestens 2 bis 3 mg/dl erhöht werden. Insgesamt verbessert sich das Verhältnis des LDL- zum HDL-Cholesterin dadurch also deutlich. Damit sind Naturstoffe den Lipidsenkern der Pharmaindustrie weit überlegen. Neben der Ernährungsumstellung ist auch viel Bewegung wichtig, da es das HDL-Cholesterin erhöht und das LDL-Cholesterin senkt.

Die meisten ernährungsmedizinischen Maßnahmen haben weitere positive Effekte, die zusätzlich Herz und Gefäße schützen. Die erste Maßnahme bei einem erhöhten Cholesterinspiegel sollte daher immer die Durchsetzung einer Ernährungsumstellung und weiterer natürlicher Maßnahmen sein. Ein erhöhtes LDL Cholesterin (oberhalb 140 mg/dl) und ein erniedrigtes HDL (unter 45 mg/dl) gefährden Ihr Herz, weil dadurch ein Herzinfarkt wahrscheinicher wird. Zusammen mit Übergewicht sind erhöhte Blutfettwerte besonders gefährlich. Neben Omega-3-Fettsäuren sollten Menschen mit erhöhten Blutfettwerten auch Q10, L-Carnitin und das Vitamin Niacin einnehmen. Das Viamin Niacin kann das HDL deutlich erhöhen.

Wie Sie die Tabelle nutzen können

Die Cholesterin- und Fett-Ampel gibt Ihnen Überblick über mehr als 2500 Lebensmittel und Speisen.

Die Portionsangabe in der ersten Spalte soll es Ihnen ein wenig erleichtern. Oftmals beziehen sich die

Nährwertangaben auf Verpackungen von Lebensmitteln auf 100 g des jeweiligen Produktes. Um Ihnen das Umrechnen zu ersparen, finden Sie diese Angaben hier heruntergerechnet auf die Menge einer Portion.

Die Kalorienangabe bezieht sich ebenso auf die errechnete Portionsgröße wie die Angaben in den folgenden Spalten.

Ein Fettpunkt entspricht 1 Gramm Fett, die Punktezahl gilt immer pro Portion und gibt damit die Fettmenge insgesamt an. Viele Diäten, aber auch empfehlenswerte Konzepte wie Weight Watchers, bauen auf dem Fettpunkte-Konzept auf.

Gesättigte Fettsäuren (GSF) werden in Gramm pro Portion angegeben und sollten so wenig wie möglich aufgenommen werden, da sie in besonderem Maße zu Übergewicht und Störungen des Stoffwechsels führen. Die tägliche Aufnahmemenge sollte 20 Gramm möglichst nicht überschreiten. Wenig gesättigte Fettsäuren bedeutet gute Blutfette, gute Blutzuckerwerte und ein gesundes Gewicht. Gradmesser für die persönliche Gesundheit ist eine optimale Fettzufuhr – und zwar nicht nur in Bezug auf die Menge, sondern auch auf die Qualität. Trotzdem sollte die Fettaufnahme grundsätzlich nicht zu hoch sein.

Cholesteringehalt und Fettindex werden nach dem Ampel-System beurteilt: grün ◌ ◌ ● ist erlaubt (= reichlich verzehren), gelb ◌ ● ◌ ist neutral (= moderat verzehren) und rot ● ◌ ◌ sollte eigentlich vermieden werden (= möglichst wenig und selten).

Der Fettindex ist nach den aktuellsten Erkenntnissen der Ernährungsmedizin entwickelt worden. Ich habe den Fettindex und das Ampel-Prinzip im Rahmen meiner Tätigkeit an der Universitätsklinik Aachen entwickelt und wende es auch jetzt in meiner Praxis (Zentrum und Praxis für Ernährungskommunikation, Diätberatung und Gesundheitspublizistik – ZEK) an und habe damit beste Ergebnisse bei meinen Patienten. Der Fettindex errechnet sich aus verschiedenen Fettkennzahlen und zeigt damit Lebensmittel mit gesunder Fettqualität auf.

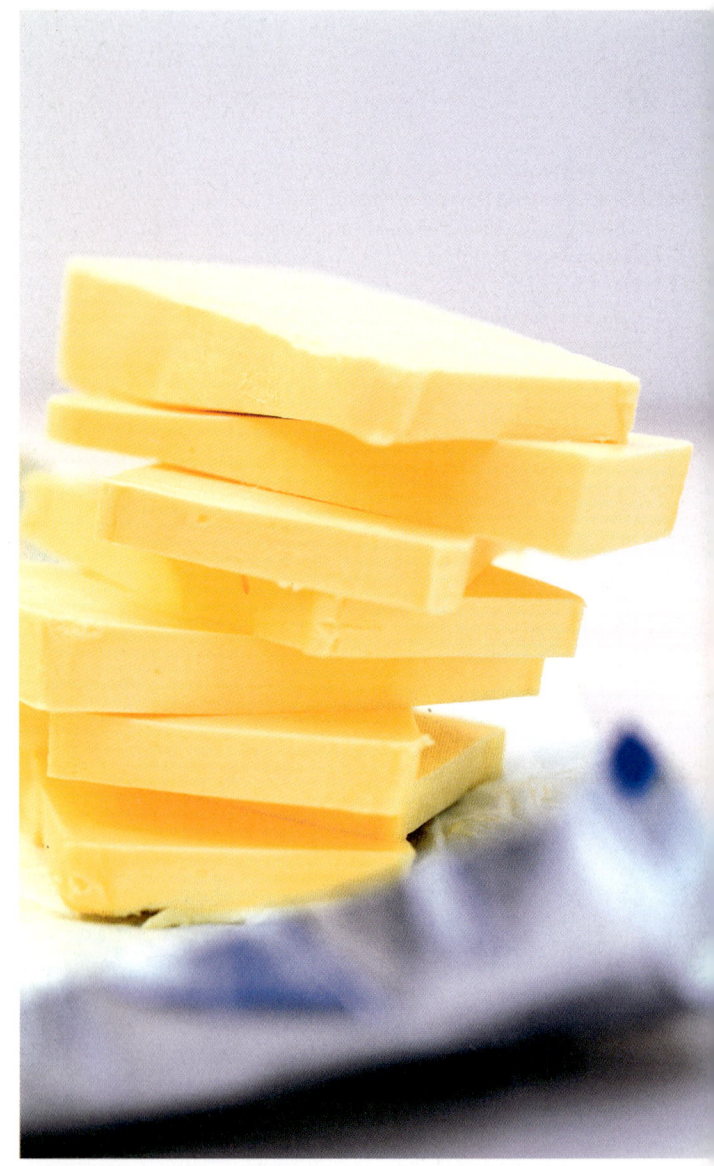

Cholesterin- und Fett-Ampel

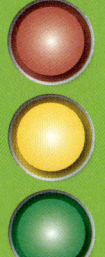

Auf einen Blick: in der folgenden Tabelle finden Sie die wichtigsten Lebensmittel von A–Z. Dazu wertvolle Angaben von Kalorien und Fettpunkten bis zum Fettindex. Mit dem Ampelprinzip erkennen Sie sofort, wo es »stopp!« oder »go!« heißt.

A

Produktbezeichnung	Portion in g	kcal pro Portion	Fettp. p. P.	GSF pro Portion	Choles-terin	Fett-index
Aal, gegart	180	385	34	8,8	🔴	🔴
Aal, gekocht, in Dill	250	680	55	16,1	🔴	🔴
Aal, geräuchert	75	218	19	5,0	🔴	🔴
Aal in grüner Soße	250	465	39	13,5	🔴	🔴
Acerola	120	24	0	0,1	🟢	🟢
Acerolanektar	200	92	0	0,0	🟢	🟢
Acerolasaft	200	48	0	0,1	🟢	🟢
Agar Agar, Trockenprodukt	1	3	0	0,0	🟢	🟢
Algen	5	2	0	0,0	🟢	🟢
Altbier	330	135	0	0,0	🟢	🟢
Ambrosiacreme	150	275	11	6,8	🔴	🔴
Amerikaner	100	315	9	2,5	🔴	🟡
Ananas	125	74	0	0,0	🟢	🟢
Ananas, kandiert	25	66	0	0,0	🟢	🟢
Ananas, Konserve, netto	125	109	0	0,0	🟢	🟢
Ananascreme	150	240	8	4,0	🔴	🟡
Ananasnektar	200	140	0	0,0	🟢	🟢
Ananassaft	200	118	0	0,0	🟢	🟢
Anchovis	5	16	1	0,2	🔴	🟡
Anis	1	4	0	0,0	🟢	🟢
Anisplätzchen	50	193	2	0,6	🔴	🔴
Apfel	125	60	0	0,1	🟢	🟢
Apfel, gegart	125	68	1	0,1	🟢	🟢
Apfel, getrocknet	25	70	1	0,1	🟢	🟢
Apfel im Schlafrock	250	523	19	10,8	🔴	🔴
Apfelauflauf	250	403	5	1,3	🔴	🔴
Apfelessig	15	3	0	0,0	🟢	🟢
Apfelgrütze	250	123	0	0,1	🟢	🟢
Apfelkaltschale	350	151	1	0,1	🟢	🟢
Apfelkompott	250	158	1	0,2	🟢	🟢
Apfelkrapfen	60	94	4	1,6	🟡	🟡
Apfelkraut gesüßt	25	61	0	0,0	🟢	🟢
Apfelkuchen gedeckt, Mürbeteig	150	344	13	3,2	🟡	🟡
Apfelkuchen gedeckt, Hefeteig	100	171	3	0,8	🟢	🟡

Produktbezeichnung	Portion in g	kcal pro Portion	Fettp. p.P.	GSF pro Portion	Cholesterin	Fettindex
Apfelkuchen, Hefeteig	150	216	5	2,7	● ○ ○	● ○ ○
Apfelkuchen, Rührmasse	150	321	14	7,8	● ○ ○	● ○ ○
Apfelmeerrettich	60	80	5	0,6	○ ○ ●	○ ● ○
Apfelmus	250	165	1	0,2	○ ○ ●	○ ○ ●
Apfelnektar	200	128	0	0,1	○ ○ ●	○ ○ ●
Apfelpfannkuchen	250	360	19	9,5	● ○ ○	● ○ ○
Apfelreis	250	240	5	2,9	○ ● ○	○ ● ○
Apfelsaft	200	98	1	0,2	○ ○ ●	○ ○ ●
Apfelschmarrn	200	424	16	10,1	● ○ ○	● ○ ○
Apfelstreuselkuchen, Mürbeteig	150	348	17	9,7	● ○ ○	● ○ ○
Apfelstrudel	150	248	8	1,8	○ ○ ●	○ ● ○
Apfeltorte französisch, Blätterteig	100	199	9	1,3	○ ○ ●	○ ● ○
Apfelvollkornkeks	50	205	10	1,2	○ ○ ●	○ ○ ●
Apfelwein	130	86	0	0,0	○ ○ ●	○ ○ ●
Appenzeller 50 % F. i. Tr.	30	116	9	5,8	● ○ ○	● ○ ○
Apricot Brandy	20	61	0	0,0	○ ○ ●	○ ○ ●
Aprikose	40	17	0	0,0	○ ○ ●	○ ○ ●
Aprikose, gegart	50	22	0	0,0	○ ○ ●	○ ○ ●
Aprikose, getrocknet	25	62	0	0,0	○ ○ ●	○ ○ ●
Aprikose, Konserve, netto	125	98	0	0,0	○ ○ ●	○ ○ ●
Aprikosencreme	150	252	10	4,8	● ○ ○	● ○ ○
Aprikosenkompott	250	148	0	0,0	○ ○ ●	○ ○ ●
Aprikosenkonfitüre	25	68	0	0,0	○ ○ ●	○ ○ ●
Aprikosennektar	200	116	0	0,0	○ ○ ●	○ ○ ●
Aprikosenreis	250	323	6	3,4	○ ● ○	○ ● ○
Aprikosensaft	200	88	0	0,0	○ ○ ●	○ ○ ●
Aprikosenteilchen, Blätterteig	70	188	9	1,5	● ○ ○	○ ● ○
Aprikosentorte mit Nuss, Rührteig	120	288	15	3,0	● ○ ○	○ ● ○
Arme Ritter	150	384	10	3,6	● ○ ○	● ○ ○
Arrak	20	46	0	0,0	○ ○ ●	○ ○ ●
Artischocken	100	10	0	0,0	○ ○ ●	○ ○ ●
Artischocken, gegart	100	20	0	0,0	○ ○ ●	○ ○ ●

Produktbezeichnung	Portion in g	kcal pro Portion	Fettp. p.P.	GSF pro Portion	Cholesterin	Fett-index
Artischocken, Konserve, netto	150	29	0	0,0	green	green
Artischockenboden, Konserve, netto	150	24	0	0,0	green	green
Artischockenboden	150	33	0	0,1	green	green
Aspikaufguss, weiß	1	1	0	0,0	green	green
Aubergine	150	26	0	0,1	green	yellow
Aubergine, gegart	150	26	0	0,1	green	green
Auberginen gefüllt, überbacken	300	402	27	13,8	red	red
Auberginen und Tomaten, überbacken	250	318	26	15,8	red	red
Auberginensalat mit Zitronenmarinade	150	116	10	1,5	green	yellow
Auberginenscheiben, frittiert	250	203	12	5,2	green	yellow
Auster	100	63	1	0,3	red	yellow
Avocado	125	204	22	3,3	green	yellow
Avocadocremesuppe	350	448	48	8,4	green	yellow
B Baby-Pute	150	227	10	3,4	red	yellow
Bachsaibling	150	144	3	0,8	red	yellow
Backkartoffeln mit Kräuterquark	200	158	2	1,4	green	yellow
Backobst	250	185	0	0,1	green	green
Backpulver	1	2	0	0,0	green	green
Baguettebrötchen/ Baguette	60	149	1	0,2	green	green
Baiser	25	91	0	0,0	green	green
Baiserplätzchen	5	19	0	0,0	green	green
Baisertorte	120	368	17	10,6	red	red
Bambussprossen	50	9	0	0,0	green	green
Bambussprossen, Konserve, netto	50	7	0	0,0	green	green
Banane	100	95	0	0,1	green	green
Banane, gebacken	50	79	2	0,7	red	red
Banane, getrocknet	25	73	0	0,1	green	green

Produktbezeichnung	Portion in g	kcal pro Portion	Fettp. p.P.	GSF pro Portion	Choles-terin	Fett-index
Bananennektar	200	108	0	0,0	○○●	○○●
Barbecuesoße	45	54	4	3,2	○○●	○●○
Barsch, gegart	180	63	1	0,1	●○○	○●○
Barschfilet	150	123	1	0,3	●○○	○●○
Barschfilet, gegart	150	140	1	0,2	●○○	○●○
Basilikum, frisch	5	2	0	0,0	○○●	○○●
Basilikum, getrocknet	1	3	0	0,0	○○●	○○●
Batate	150	167	1	0,4	○○●	○○●
Bauchspeck Schwein	30	239	27	10,1	○●○	○●○
Bauernbratwurst	150	459	38	13,5	●○○	●○○
Bauernfrühstück	350	343	14	4,7	●○○	○●○
Bauernleberwurst	30	107	10	3,4	●○○	●○○
Bauernsalat, griechisch	150	165	15	4,1	○●○	○●○
Baumkuchen	50	214	11	5,8	●○○	●○○
Baumstamm mit Vanillecreme	70	218	14	7,0	●○○	●○○
Baumwollsaatöl	12	106	12	3,1	○○●	○●○
Bavaria Blu 60 % F. i. Tr.	30	105	9	5,7	●○○	●○○
Bayerische Creme	200	430	32	18,0	●○○	●○○
Bechamelkartoffeln	250	200	9	6,7	○○●	○●○
Bechamelsoße	60	55	4	2,2	●○○	●○○
Beefsteak, deutsch	200	444	28	12,3	●○○	●○○
Beefsteak Hamburger Art	200	244	6	2,3	●○○	○●○
Beerenobst	125	89	0	0,1	○○●	○○●
Beifuß	5	2	0	0,0	○○●	○○●
Bel Paese 50 % F. i. Tr.	30	112	9	5,5	●○○	●○○
Bergkäse 45 % F. i. Tr.	30	115	9	5,5	●○○	●○○
Bergkäse 50 % F. i. Tr.	30	126	10	6,3	●○○	●○○
Berliner Knacker	150	489	44	15,8	●○○	●○○
Berliner Pfannkuchen	60	193	8	4,1	●○○	●○○
Berliner Weiße mit Schuss	200	106	0	0,0	○○●	○○●
Bienenstich, Hefeteig	100	300	16	7,2	●○○	●○○
Bienenstichtorte gefüllt, Rührteig	100	353	21	6,6	●○○	●○○
Bier, alkoholarm	330	182	0	0,0	○○●	○○●

Produktbezeichnung	Portion in g	kcal pro Portion	Fettp. p.P.	GSF pro Portion	Choles-terin	Fett-index
Bier, alkoholfrei	330	86	0	0,0	○○● grün	○○● grün
Bier, dunkel	330	122	0	0,0	○○● grün	○○● grün
Bier, Export hell	330	145	0	0,0	○○● grün	○○● grün
Bier mit Limonade	330	112	0	0,0	○○● grün	○○● grün
Bierhefe	5	17	0	0,0	○○● grün	○○● grün
Bierhefe, getrocknet	3	10	0	0,0	○○● grün	○○● grün
Bierhefe, Tabletten	5	17	0	0,0	○○● grün	○○● grün
Bierschinken	30	54	4	1,3	●○○ rot	●○○ rot
Biersuppe	300	207	3	0,9	●○○ rot	○●○ gelb
Bierteig	100	226	7	1,3	●○○ rot	○●○ gelb
Bierwurst	30	76	7	2,4	●○○ rot	●○○ rot
Big Mäc	212	505	26	10,0	○●○ gelb	○●○ gelb
Bigosch	450	288	14	4,8	○●○ gelb	○●○ gelb
Birchermüsli mit Äpfeln und Sahne	150	218	11	3,4	○●○ gelb	○●○ gelb
Birkenpilz	100	19	1	0,1	○○● grün	○●○ gelb
Birne	140	69	0	0,0	○○● grün	○○● grün
Birne, gegart	125	69	0	0,0	○○● grün	○○● grün
Birne, getrocknet	25	63	0	0,0	○○● grün	○○● grün
Birne, Konserve, netto	125	105	0	0,0	○○● grün	○○● grün
Birnenkompott	250	150	1	0,0	○○● grün	○○● grün
Birnenkonfitüre	25	69	0	0,0	○○● grün	○○● grün
Birnenkraut, ungesüßt	25	52	0	0,0	○○● grün	○○● grün
Birnennektar	200	136	0	0,0	○○● grün	○○● grün
Birnensaft	200	108	0	0,0	○○● grün	○○● grün
Biskuitrolle	100	273	3	0,7	●○○ rot	●○○ rot
Biskuitrolle mit Erdbeeren und Sahne	100	216	12	6,4	●○○ rot	●○○ rot
Biskuitschnitte	100	391	19	10,9	●○○ rot	●○○ rot
Bismarckhering, Konserve, netto	65	117	8	1,5	●○○ rot	○●○ gelb
Bitterlikör	20	50	0	0,0	○○● grün	○○● grün
Bittermandelessenz	1	3	0	0,0	○○● grün	○○● grün
Bitterschokolade	20	79	4	2,2	○○● grün	○●○ gelb
Blätterteig, TK	100	375	24	3,4	○○● grün	○●○ gelb
Blätterteigtaschen mit Spinat und Feta	250	420	33	15,0	●○○ rot	●○○ rot

Produktbezeichnung	Portion in g	kcal pro Portion	Fettp. p.P.	GSF pro Portion	Cholesterin	Fettindex
Blattsalat mit Dressing	100	65	5	0,6	🟢	🟡
Blattspinat	150	26	0	0,1	🟢	🟢
Blattspinat, gegart	150	29	1	0,1	🟢	🟢
Blattspinat, TK	150	27	0	0,1	🟢	🟢
Blaubeerkompott	250	243	1	0,1	🟢	🟢
Blauschimmelkäse 50 % F. i. Tr.	30	107	9	5,4	🔴	🔴
Bleichsellerie	150	26	0	0,1	🟢	🟢
Bleichsellerie, gegart	150	26	0	0,1	🟢	🟢
Bleichsellerietrunk	200	10	0	0,0	🟢	🟢
Blinis	150	344	16	9,4	🔴	🔴
Blumenkohl	150	35	0	0,1	🟢	🟢
Blumenkohl, gegart	150	27	0	0,1	🟢	🟢
Blumenkohl, gesäuert	50	6	0	0,0	🟢	🟢
Blumenkohl mit Bechamelsoße	250	170	10	6,1	🔴	🔴
Blumenkohlauflauf	300	195	13	7,5	🔴	🔴
Blumenkohlcremesuppe	300	156	9	4,1	🟡	🟡
Blumenkohlgratin	300	513	49	27,5	🔴	🔴
Blumenkohlsuppe	350	543	39	14,5	🟡	🟡
Blutwurst, frisch erhitzt	100	340	31	11,2	🟡	🟡
Bockbier, hell	330	198	0	0,0	🟢	🟢
Bockshornklee	1	3	0	0,0	🟢	🟢
Bockwurst	115	340	30	11,0	🔴	🔴
Bockwurst mit Brötchen und Senf	180	554	35	12,5	🟡	🟡
Bockwurst mit Kartoffelsalat und Senf	370	633	44	16,8	🟡	🟡
Bockwurst mit Senf	120	414	37	13,1	🔴	🔴
Bohne, grün	150	38	0	0,1	🟢	🟢
Bohne, grün, gegart	150	38	0	0,1	🟢	🟢
Bohne, grün, gesäuert	50	7	0	0,0	🟢	🟢
Bohne, grün, in Butter geschwenkt	250	183	14	8,4	🔴	🔴
Bohne, grün, in heller Soße	250	125	6	2,0	🟢	🟡

39

Produktbezeichnung	Portion in g	kcal pro Portion	Fettp. p.P.	GSF pro Portion	Cholesterin	Fettindex
Bohne, grün, Konserve, netto	150	32	0	0,1	grün	grün
Bohne, weiß	150	395	2	0,3	grün	grün
Bohne, weiß, gegart	150	168	1	0,1	grün	grün
Bohne, weiß, Konserve, netto	150	98	1	0,1	grün	grün
Bohnen-Paprika-Salat	150	57	3	0,4	grün	gelb
Bohneneintopf mit Birnen und Speck	450	356	17	6,0	gelb	gelb
Bohneneintopf weiß, mit Rindfleisch	450	491	19	7,7	gelb	gelb
Bohnenkraut	1	0	0	0,0	grün	grün
Bohnenkraut, getrocknet	1	3	0	0,0	grün	grün
Bohnensalat grün, mit Dressing	150	102	8	1,0	grün	gelb
Bohnensprossen	100	41	0	0,0	grün	grün
Bonbons	5	20	0	0,0	grün	grün
Borretsch	5	1	0	0,0	grün	grün
Borretsch, getrocknet	1	2	0	0,0	grün	grün
Borschtsch	350	140	5	2,7	rot	rot
Bouillabaisse	400	308	17	8,4	rot	rot
Bouillon	300	147	8	3,4	rot	rot
Bouillonkartoffeln	250	140	2	0,6	grün	grün
Boysenbeere	125	43	0	0,0	grün	grün
Boysenbeere, Konserve, netto	125	93	0	0,0	grün	grün
Boysenbeerkonfitüre	25	67	0	0,0	grün	grün
Boysenbeernektar	200	100	0	0,0	grün	grün
Brandteig	100	201	13	6,6	rot	rot
Branntweinessig	15	3	0	0,0	grün	grün
Brät	100	285	27	10,0	rot	rot
Bratapfel	200	204	7	4,0	gelb	rot
Bratensoße, Trockenpulver	3	4	0	0,1	grün	gelb
Bratensoße, Konserve	50	26	1	0,4	rot	gelb
Brathering	200	554	42	7,6	rot	gelb
Bratkartoffeln	250	220	7	2,9	gelb	gelb

Produktbezeichnung	Portion in g	kcal pro Portion	Fettp. p. P.	GSF pro Portion	Choles- terin			Fett- index		
Bratlinge, vegetarisch	100	147	8	1,2	○	○	●	○	●	○
Bratwurst	100	282	26	9,3	●	○	○	●	○	○
Bratwurst, geräuchert	150	431	34	12,2	●	○	○	●	○	○
Bratwurst, grob	150	470	42	14,9	●	○	○	●	○	○
Bratwurst mit Brötchen und Senf	180	475	30	10,8	○	●	○	○	●	○
Brause mit Frucht- geschmack	200	84	0	0,0	○	○	●	○	○	●
Brause mit Gewürz- auszügen	200	72	0	0,0	○	○	●	○	○	●
Bregenwurst	150	348	26	9,1	●	○	○	●	○	○
Bremer Pinkel	100	210	11	3,9	○	●	○	○	●	○
Brennnessel	150	74	1	0,2	○	○	●	○	○	●
Brennnessel, getrocknet	1	3	0	0,0	○	○	●	○	○	●
Brennnesseltrunk	200	34	0	0,1	○	○	●	○	○	●
Brick 50 % F. i. Tr.	30	107	9	5,4	●	○	○	●	○	○
Brie 40 % F. i. Tr.	30	77	5	3,3	●	○	○	●	○	○
Brie 45 % F. i. Tr.	30	85	7	4,1	●	○	○	●	○	○
Brie 50 % F. i. Tr.	30	101	8	5,1	●	○	○	●	○	○
Brie 60 % F. i. Tr.	30	109	10	6,0	●	○	○	●	○	○
Broccoli	150	39	0	0,1	○	○	●	○	○	●
Broccoli, gegart	150	35	0	0,1	○	○	●	○	○	●
Broccoli mit gerösteten Mandeln	250	135	7	1,5	○	○	●	○	●	○
Broccolicremesuppe	300	111	5	2,7	●	○	○	●	○	○
Broccoligratin	300	180	9	5,4	●	○	○	●	○	○
Brioches ohne Füllung	100	268	11	5,7	●	○	○	●	○	○
Brombeere	125	38	1	0,1	○	○	●	○	○	●
Brombeere, Konserve, netto	125	93	1	0,1	○	○	●	○	○	●
Brombeerkompott	250	183	2	0,1	○	○	●	○	○	●
Brombeerkonfitüre	25	67	0	0,0	○	○	●	○	○	●
Brombeersaft	200	68	2	0,1	○	○	●	○	○	●
Brötchen	45	112	1	0,2	○	○	●	○	○	●
Brötchen mit Ölsamen	45	113	2	0,3	○	○	●	○	○	●
Brotfrucht	125	141	0	0,1	○	○	●	○	○	●
Brotpudding	250	435	23	11,8	●	○	○	●	○	○

Produktbezeichnung	Portion in g	kcal pro Portion	Fettp. p.P.	GSF pro Portion	Choles- terin	Fett- index
Brotsuppe	400	368	25	13,9	●○○	●○○
Brühe gekörnt / instant	3	4	0	0,1	○○●	○◐○
Brühwurst	100	296	26	9,5	●○○	●○○
Brunnenkresse	25	5	0	0,0	○○●	○○●
Brunnenkresse, getrocknet	1	2	0	0,0	○○●	○○●
Brunnenkressetrunk	200	12	0	0,1	○○●	○○●
Buchecker	20	118	10	1,2	○○●	○○●
Buchteln	90	314	13	7,3	●○○	●○○
Buchweizen, geschält	40	136	1	0,1	○○●	○○●
Buchweizen, geschält, gegart	180	164	1	0,2	○○●	○○●
Buchweizen, Vollkorn	40	136	1	0,1	○○●	○○●
Buchweizen, Vollkorn, gegart	180	196	1	0,2	○○●	○○●
Buchweizenbrötchen	45	111	1	0,2	○○●	○○●
Buchweizengrütze, gegart	180	130	1	0,1	○○●	○○●
Buchweizengrütze	40	136	1	0,1	○○●	○○●
Buchweizenmehl	10	35	0	0,0	○○●	○○●
Buchweizenvollkornmehl	10	34	0	0,0	○○●	○○●
Buchweizenvollkornbrot	60	129	1	0,1	○○●	○○●
Bückling	125	271	20	4,0	●○○	○◐○
Bulgur	180	585	2	0,3	○○●	○○●
Burgunderwein	130	101	0	0,0	○○●	○○●
Burgunder Schinken in Aspik	30	36	1	0,3	●○○	●○○
Burgunderbraten mit Soße und Gemüse	350	294	16	7,2	●○○	●○○
Buschbohne grün	150	38	0	0,1	○○●	○○●
Buschbohne grün, netto, Konserve	150	32	0	0,1	○○●	○○●
Butter	20	148	17	10,1	●○○	●○○
Butter, halbfett	20	76	8	4,8	●○○	●○○
Butter mit Kräutern	20	130	15	8,9	●○○	●○○
Buttercremetorte, Biskuit	100	316	19	11,3	●○○	●○○
Buttergebäck	50	249	13	7,4	●○○	●○○
Butterhörnchen	50	151	4	2,5	○◐○	○◐○

Produktbezeichnung	Portion in g	kcal pro Portion	Fettp. p. P.	GSF pro Portion	Choles-terin	Fett-index
Butterkäse 30 % F. i. Tr.	30	74	5	2,8	●○○	●○○
Butterkäse 45 % F. i. Tr.	30	90	7	4,3	●○○	●○○
Butterkäse 50 % F. i. Tr.	30	97	8	4,8	●○○	●○○
Butterkäse 60 % F. i. Tr.	30	114	10	6,3	●○○	●○○
Butterkeks	5	24	1	0,6	○●○	○●○
Butterkuchen	100	376	18	9,6	○●○	○●○
Buttermilch	200	72	1	0,6	○●○	○●○
Buttermilch mit Frucht-zubereitung	200	150	1	0,5	○○●	○○●
Buttermilchgelee mit Erdbeeren	250	205	1	0,5	○○●	○○●
Buttermilchkaltschale	350	193	2	1,0	○●○	○●○
Buttermilchspeise	250	263	3	1,7	○○●	○○●
Buttermilchsuppe	350	217	2	1,0	○○●	○○●
Butterpilz	100	11	0	0,1	○○●	○●○
Butterpilz, getrocknet	25	29	1	0,2	○○●	○●○
Butterpilz, Konserve, netto	100	11	0	0,1	○○●	○●○
Butterreis	250	318	6	3,7	○●○	○●○
Butterschmalz	15	132	15	9,1	●○○	●○○
Cabanossi	150	677	66	23,7	●○○	●○○
Calvados	20	63	0	0,0	○○●	○○●
Camembert 20 % F. i. Tr.	30	53	3	1,6	○●○	○●○
Camembert 30 % F. i. Tr.	30	63	4	2,4	●○○	●○○
Camembert 40 % F. i. Tr.	30	80	6	3,6	●○○	●○○
Camembert 45 % F. i. Tr.	30	86	7	4,1	●○○	●○○
Camembert 50 % F. i. Tr.	30	93	8	4,6	●○○	●○○
Camembert 60 % F. i. Tr.	30	109	10	6,0	●○○	●○○
Camembert 70 % F. i. Tr.	30	122	12	7,3	●○○	●○○
Camembert, gebacken	140	400	24	13,1	●○○	●○○
Cannelloni alla napoletana	350	480	27	10,8	●○○	●○○
Cannelloni, überbacken	350	515	18	6,8	●○○	○●○
Carissa	125	100	1	0,3	○○●	○○●
Cashewmus	20	123	10	2,2	○○●	○●○
Cashewnuss	20	114	8	1,9	○○●	○●○

C

Produktbezeichnung	Portion in g	kcal pro Portion	Fettp. p. P.	GSF pro Portion	Choles- terin	Fett- index
Cashewnuss, geröstet und gesalzen	20	117	9	2,1	grün	gelb
Cervelatwurst	30	111	10	3,5	rot	rot
Cevapcici mit Reis und Zwiebeln	150	354	21	11,9	rot	rot
Champagner	100	79	0	0,0	grün	grün
Champignon	100	15	0	0,1	grün	grün
Champignon, gegart	100	15	0	0,1	grün	grün
Champignon, getrocknet	25	53	1	0,2	grün	grün
Champignon, Konserve, netto	100	14	0	0,1	grün	grün
Champignoncremesuppe, Trockenprodukt	25	98	6	1,5	grün	gelb
Champignoncremesuppe	320	102	8	3,2	gelb	gelb
Champignonpastete mit Mürbeteig	200	630	52	21,5	rot	rot
Champignons, gefüllt	250	308	20	8,2	rot	rot
Champignons in Sahnesoße	250	178	15	8,9	rot	rot
Champignonsoße mit Sahne und Weißwein	60	55	4	3,1	grün	gelb
Cheddar 50 % F. i. Tr.	30	122	10	6,2	rot	rot
Cheeseburger	117	302	13	6,5	gelb	gelb
Cherimoya	125	81	0	0,1	grün	grün
Cherry Brandy	20	61	0	0,0	grün	grün
Chester 20 % F. i. Tr.	30	74	4	2,1	gelb	gelb
Chester 30 % F. i. Tr.	30	88	5	3,3	rot	rot
Chester 45 % F. i. Tr.	30	110	9	5,2	rot	rot
Chester 50 % F. i. Tr.	30	118	10	5,9	rot	rot
Chicorée	50	9	0	0,0	grün	grün
Chicorée mit Käse überbacken	150	108	8	5,0	rot	rot
Chicoréesalat mit Dressing	150	165	15	2,9	gelb	gelb
Chili con carne	250	200	13	4,2	rot	rot
Chili-Gewürz	1	3	0	0,0	grün	grün
Chillsoße mit Tomaten	20	25	0	0,1	grün	grün

Produktbezeichnung	Portion in g	kcal pro Portion	Fettp. p.P.	GSF pro Portion	Choles-terin	Fett-index
Chinakohl	150	21	0	0,1	🟢	🟢
Chinakohl, gegart	150	18	0	0,1	🟢	🟢
Chinesische Suppe	350	273	11	4,2	🔴	🟡
Clementine	40	18	0	0,0	🟢	🟢
Clementine, Konserve, netto	125	100	0	0,1	🟢	🟢
Clementinennektar	200	124	0	0,1	🟢	🟢
Clementinensaft	200	88	0	0,1	🟢	🟢
Cocktail-Dressing, Fertigprodukt	25	144	16	1,9	🔴	🟡
Cocktailkirsche	25	66	0	0,0	🟢	🟢
Cocktailwürstchen, Konserve	10	30	3	1,0	🔴	🔴
Cognac	20	47	0	0,0	🟢	🟢
Cola	200	122	0	0,0	🟢	🟢
Cola, kalorienarm	200	8	0	0,0	🟢	🟢
Cordon bleu vom Kalb	150	275	14	6,9	🔴	🔴
Cordon bleu vom Schwein	150	326	15	8,0	🔴	🔴
Corned Beef	30	42	2	0,8	🔴	🔴
Corned Beef, deutsch, Konserve	150	189	5	2,2	🔴	🟡
Cornflakes	30	107	0	0,0	🟢	🟢
Cornflakes mit Milch und Zucker	150	287	3	1,9	🟢	🟡
Couscous	250	565	22	7,6	🟢	🟡
Crème fraîche 30 % Fett	25	72	8	4,6	🔴	🔴
Crème fraîche 40 % Fett	25	93	10	6,1	🔴	🔴
Cremeeis	75	141	7	3,1	🔴	🔴
Cremespeisenpulver	3	11	0	0,0	🟢	🟢
Cremetorte, Biskuit	100	316	19	11,3	🔴	🔴
Cremetorte, Rührteig	100	261	11	4,7	🔴	🔴
Crêpes Suzette	200	378	16	8,1	🔴	🔴
Croissant	70	356	24	10,5	🟡	🟡
Croque Mozzarella mit Tomate	200	416	16	9,6	🟡	🔴

Produktbezeichnung	Portion in g	kcal pro Portion	Fettp. p. P.	GSF pro Portion	Choles-terin	Fett-index
Croque Salami mit Salat und Tomate	170	425	18	6,7	🟡	🟡
Croque Schinken mit Käse, Salat und Tomate	235	531	24	9,3	🔴	🔴
Cumberlandsoße	45	90	0	0,0	🟢	🟢
Curacao	20	64	0	0,0	🟢	🟢
Curry-Bratwurst	150	410	38	13,5	🔴	🔴
Curry-Grillsoße	20	27	0	0,0	🟢	🟢
Curryketchup	20	22	0	0,0	🟢	🟢
Currypulver	1	3	0	0,0	🟢	🟢
Currysoße, indisch	60	38	2	1,8	🟢	🟡
Currywurst mit Curry-ketchup	100	264	23	8,4	🔴	🔴
D Dampfnudeln	110	281	11	6,2	🔴	🔴
Danablu 50 % F. i. Tr.	30	104	9	5,4	🔴	🔴
Danbo 45 % F. i. Tr.	30	97	8	4,6	🔴	🔴
Dattel	100	280	1	0,1	🟢	🟢
Dattel, getrocknet	25	71	0	0,0	🟢	🟢
Debreziner	150	495	45	16,3	🔴	🔴
Debreziner Bohnen-gulasch	350	322	20	11,3	🔴	🔴
Dessertpulver für Quarkspeisen	3	11	0	0,0	🟢	🟢
Dessertwein	50	95	0	0,0	🟢	🟢
Deutsche Salami	30	110	10	3,5	🔴	🔴
Diabetiker Eiswaffeln	20	89	6	0,9	🔴	🟡
Diabetiker Haferkeks	20	83	4	0,6	🟢	🟡
Diabetiker Karamell-bonbon	3	7	0	0,0	🟢	🟡
Diabetiker Nougat	20	115	8	2,7	🟢	🟡
Diabetiker Nussnougat-creme	25	130	8	1,1	🟢	🟡
Diabetiker Vollkorn-zwieback	10	35	1	0,1	🟢	🟢
Diabetikerbier Pils	330	125	0	0,0	🟢	🟢

Produktbezeichnung	Portion in g	kcal pro Portion	Fettp. p.P.	GSF pro Portion	Choles-terin	Fett-index
Diabetikermarmelade mit Fruchtzucker	25	27	0	0,0	grün	grün
Diabetikerschokolade	20	82	2	1,2	grün	gelb
Diabetikersirup	25	68	0	0,0	grün	grün
Diabetikerzucker	5	12	0	0,0	grün	grün
Dicke Bohne	150	126	1	0,2	grün	grün
Dicke Bohne, gegart	150	149	1	0,2	grün	grün
Dicke Bohne, getrocknet	50	163	1	0,2	grün	grün
Dicke Bohne, Konserve, netto	150	108	1	0,2	grün	grün
Dicke Bohnen in heller Soße	250	215	6	2,4	grün	gelb
Dicke-Bohnen-Eintopf mit Speck	450	756	27	8,6	gelb	gelb
Dickmilch 0,3 % Fett	150	51	0	0,1	grün	grün
Dickmilch 1,5 % Fett	150	69	2	1,4	rot	rot
Dickmilch 3,5 % Fett	150	96	5	3,2	rot	rot
Dickmilch 10 % Fett	150	177	15	9,1	rot	rot
Dickmilch mit Früchten 0,3 % Fett	150	110	0	0,1	grün	grün
Dickmilch mit Früchten 1,5 % Fett	150	125	2	1,1	gelb	gelb
Dickmilch mit Früchten 3,5 % Fett	150	146	4	2,7	gelb	rot
Dickmilch mit Müsli	150	186	6	2,8	gelb	gelb
Dill	5	3	0	0,0	grün	grün
Dill, getrocknet	1	3	0	0,0	grün	grün
Dillgurke, sauer	50	4	0	0,0	grün	grün
Distelöl	12	105	12	1,1	grün	gelb
Dominosteine	48	185	4	0,8	grün	grün
Donauwellen	70	218	13	7,8	rot	rot
Döner Kebab	350	665	17	5,2	rot	gelb
Doppelbock	330	205	0	0,0	grün	grün
Dörrpflaumenkompott	250	173	1	0,1	grün	grün
Dosenschinken	30	36	1	0,5	rot	gelb
Dresdner Stollen	100	408	22	11,6	rot	rot
Dukatenplätzchen	50	258	16	9,2	gelb	gelb

E

Produktbezeichnung	Portion in g	kcal pro Portion	Fettp. p.P.	GSF pro Portion	Cholesterin	Fett-index
Eclairs mit Sahne	100	294	22	9,2	rot	rot
Edamer 30 % F. i. Tr.	30	77	5	2,9	rot	rot
Edamer 40 % F. i. Tr.	30	95	7	4,3	rot	rot
Edamer 45 % F. i. Tr.	30	106	8	5,2	rot	rot
Edamer 50 % F. i. Tr.	30	106	9	5,4	rot	rot
Edelkastanie, geröstet	60	143	6	0,6	grün	grün
Edelkastanie, gegart	60	101	1	0,2	grün	grün
Edelkastanienmehl	10	18	0	0,0	grün	grün
Edelkastanienmus	20	36	0	0,1	grün	grün
Edelpilzkäse 45 % F. i. Tr.	30	91	7	4,4	rot	rot
Edelpilzkäse 50 % F. i. Tr.	30	107	9	5,4	rot	rot
Edelpilzkäse 60 % F. i. Tr.	30	128	12	7,1	rot	rot
Ei	60	92	7	2,0	rot	rot
Ei, gebraten	60	98	7	2,1	rot	rot
Eier mit Senfsoße	130	163	12	3,5	rot	rot
Eier, pochiert (Verlorene Eier)	120	185	13	4,0	rot	rot
Eier russisch	120	242	18	6,1	rot	rot
Eierflockensuppe	330	112	7	2,9	rot	rot
Eierlikör	20	57	1	0,4	rot	rot
Eierpfannkuchen	250	525	25	7,6	rot	gelb
Eierpfannkuchen mit Äpfeln	270	359	14	2,8	rot	gelb
Eierstich Suppeneinlage	30	33	2	0,8	rot	rot
Eigelb	22	77	7	2,1	rot	rot
Einfacheiscreme	75	97	1	0,4	grün	grün
Eintopf mit Birnen, Kartoffeln und Fleisch	450	351	12	4,2	rot	gelb
Eintopf mit Gemüse	450	243	7	1,7	grün	gelb
Eis mit Sahne	100	136	9	5,7	rot	rot
Eis mit Sahne und Früchten	150	189	12	7,1	rot	rot
Eisbaisertorte	250	595	24	14,0	rot	rot
Eisbecher Birne Helene	300	549	34	20,5	rot	rot
Eisbecher mit Sahne und Früchten	350	693	43	25,3	rot	rot
Eisbecher Pfirsich Melba	250	445	15	8,9	gelb	rot

Produktbezeichnung	Portion in g	kcal pro Portion	Fettp. p.P.	GSF pro Portion	Choles-terin	Fett-index
Eisbein, gepökelt, gekocht	250	363	21	7,4	🔴	🔴
Eisbein, Haxe, gegart, i. D.	175	383	20	7,2	🔴	🔴
Eisbergsalat	50	7	0	0,0	🟢	🟢
Eisbock	330	287	0	0,0	🟢	🟢
Eiscreme	75	120	2	1,2	🟡	🟡
Eiskaffee	250	573	55	32,7	🔴	🔴
Eiskonfekt	12	63	4	3,1	🟢	🔴
Eiswein Beerenauslese	130	127	0	0,0	🟢	🟢
Eiszapfen, weiß	100	14	0	0,0	🟢	🟢
Eiweiß	38	19	0	0,0	🟢	🟢
Elisenlebkuchen	25	103	5	0,5	🔴	🟡
Emmentaler 45 % F. i. Tr.	30	115	9	5,5	🔴	🔴
Endivien	50	6	0	0,0	🟢	🟢
Ente gebraten mit Orangensoße	300	654	47	12,6	🔴	🔴
Ente mit Haut gegart	150	261	11	3,1	🔴	🟡
Entenei	50	92	7	2,1	🔴	🔴
Entenfett	15	132	15	4,5	🟡	🟡
Entenklein	150	365	30	8,3	🔴	🔴
Entenklein, gegart	150	266	14	3,8	🔴	🟡
Entenleber	125	164	6	1,8	🔴	🟡
Entenschenkel, gegart	150	273	14	3,8	🔴	🟡
Erbse, grün	150	123	1	0,3	🟢	🟢
Erbse, gekeimt	100	32	0	0,1	🟢	🟢
Erbse, grün, getrocknet, gegart	150	158	1	0,4	🟢	🟢
Erbse, grün, gedünstet mit Kräutern	250	303	11	6,5	🟡	🔴
Erbse, grün, gegart	150	126	1	0,3	🟢	🟢
Erbse, grün, getrocknet	50	144	1	0,3	🟢	🟢
Erbse, grün, in heller Soße	250	218	3	0,9	🟢	🟢
Erbse, grün, Konserve, netto	150	105	1	0,3	🟢	🟢
Erbsen-Mais-Gemüse, gedünstet	250	298	17	4,2	🟢	🟢
Erbsen und Möhren in heller Soße	250	135	7	2,1	🟢	🟡

Produktbezeichnung	Portion in g	kcal pro Portion	Fettp. p. P.	GSF pro Portion	Cholesterin	Fettindex
Erbseneintopf mit Würstchen	450	405	19	7,4	🟡	🟡
Erbspüree von Trockenerbsen	250	235	3	1,0	🟢	🟢
Erbsensuppe	400	244	15	10,0	🟢	🟡
Erbsensuppe mit Speck	400	344	13	6,4	🟡	🟡
Erbsensuppe, püriert	350	294	15	6,2	🟢	🟡
Erbswurst	30	92	7	2,5	🟡	🟡
Erdbeerbowle	200	158	0	0,0	🟢	🟢
Erdbeercreme	200	322	22	13,1	🔴	🔴
Erdbeere	125	40	1	0,0	🟢	🟢
Erdbeere, Konserve, netto	125	83	0	0,0	🟢	🟢
Erdbeereis	100	105	2	1,1	🟡	🟡
Erdbeerkonfitüre	25	67	0	0,0	🟢	🟢
Erdbeersahnetorte	100	202	11	6,1	🔴	🔴
Erdnuss	20	112	10	1,8	🟢	🟢
Erdnuss, dragiert	25	133	10	1,8	🟢	🟢
Erdnuss, geröstet und gesalzen	20	114	10	1,8	🟢	🟢
Erdnuss, geröstet	20	116	10	1,8	🟢	🟢
Erdnusskrokant	20	87	2	0,4	🟢	🟢
Erdnussbutter	20	119	10	2,0	🟢	🟢
Erdnussflips	25	132	9	1,6	🟢	🟢
Erdnussmus	20	116	10	1,8	🟢	🟢
Erdnussmus, gesalzen	20	113	10	1,7	🟢	🟢
Erdnussöl	12	105	12	2,2	🟢	🟢
Erdnussplätzchen	50	260	17	7,0	🔴	🔴
Esrom 45 % F. i. Tr.	30	94	7	4,5	🔴	🔴
Essig/Weinessig	15	3	0	0,0	🟢	🟢
Essig-Kräuter-Soße	45	239	26	3,1	🟢	🟢
Essigmarinade	45	136	15	1,7	🟢	🟢
Estragon	5	2	0	0,0	🟢	🟢
Estragon, getrocknet	1	3	0	0,0	🟢	🟢
F Fasan	150	203	8	2,6	🔴	🟡
Feige	20	13	0	0,0	🟢	🟢

Produktbezeichnung	Portion in g	kcal pro Portion	Fettp. p. P.	GSF pro Portion	Choles-terin	Fett-index
Feige, getrocknet	25	71	1	0,1	○○●	○○●
Felchen, gegart	180	140	4	1,1	●○○	○●○
Felchen, geräuchert	75	81	3	0,7	●○○	○●○
Feldsalat	50	7	0	0,0	○○●	○○●
Fenchel	150	38	0	0,1	○○●	○○●
Fenchel, gegart	150	33	0	0,1	○○●	○○●
Fenchelsamen, frisch	5	17	1	0,0	○○●	○○●
Feta	30	71	6	3,6	●○○	●○○
Filetsteak, gebraten	200	296	15	8,1	●○○	●○○
Filetsteak mit Kräuter-butter	200	548	40	23,4	●○○	●○○
Fisch in Gelee	125	233	11	2,2	●○○	○●○
Fisch, TK, paniert	150	177	2	0,4	●○○	●○○
Fischauflauf mit Gemüse	300	213	10	4,5	●○○	●○○
Fischbrühe	300	69	4	1,9	○○●	○●○
Fischcurry mit Soße	300	297	12	3,1	●○○	○●○
Fischfilet Müllerin	230	412	22	7,1	●○○	●○○
Fischfilet, paniert	200	346	12	8,8	●○○	●○○
Fischfrikadelle	120	190	7	3,1	●○○	●○○
Fischfrikassee mit Soße	300	321	14	3,3	●○○	○●○
Fischkroketten	180	193	4	1,3	●○○	●○○
Fischsalat mit Gemüse und Mayonnaise	100	94	5	1,9	●○○	●○○
Fischsalat mit Salatsoße	100	189	13	3,3	●○○	●○○
Fischstäbchen, gebraten	150	290	13	10,2	●○○	●○○
Fischsuppe, gebunden	400	492	38	15,7	●○○	●○○
Fladenbrot	50	118	1	0,2	○○●	○○●
Flädle, Trockenprodukt	60	211	2	0,2	●○○	○●○
Flädlesuppe	330	221	12	7,7	●○○	●○○
Flammeri mit Erdbeeren	250	360	22	11,6	●○○	●○○
Fleischextrakt	5	9	0	0,0	○○●	○○●
Fleisch-Gemüse-Pie	200	442	26	13,5	●○○	●○○
Fleischbrühe, klar	300	147	8	3,4	●○○	●○○
Fleischbrühe mit Nudeln	330	215	8	3,1	●○○	○●○
Fleischbrühe mit Gemüse	350	140	7	3,1	●○○	●○○
Fleischbrühe, Würfel	5	7	0	0,1	○○●	○●○

51

Produktbezeichnung	Portion in g	kcal pro Portion	Fettp. p. P.	GSF pro Portion	Choles-terin	Fett-index
Fleischkäse, einfach	30	95	8	3,0	rot	rot
Fleischkäse, grob	30	81	7	2,4	rot	rot
Fleischkäse im Teigmantel	200	710	58	21,7	rot	rot
Fleischklößchen	50	96	6	2,4	rot	rot
Fleischpastete	350	875	53	26,7	rot	rot
Fleischpirogge mit Sauerkraut	350	592	31	18,5	rot	rot
Fleischsuppe, klar, Brühwürfel	5	7	0	0,1	grün	gelb
Fleischtomate	150	26	0	0,1	grün	grün
Fleischwurst	30	85	8	2,7	rot	rot
Fleischwurst im Blätterteig	200	662	53	22,4	rot	rot
Flunder, gebraten	250	368	20	8,4	rot	rot
Flunder, gegart	180	83	3	0,6	rot	gelb
Flunder, geräuchert	75	76	3	0,5	rot	gelb
Flunder, paniert	200	358	18	7,6	rot	rot
Flunderfilet	150	143	5	1,0	rot	gelb
Flunderfilet, gegart	150	168	6	1,2	rot	gelb
Flusskrebs, gegart	100	92	1	0,1	rot	gelb
Flusskrebs, Konserve in Öl, netto	60	92	6	0,7	rot	gelb
Fondant	20	71	0	0,0	grün	grün
Fondantkonfekt	20	76	0	0,3	grün	gelb
Forelle, blau	200	236	6	1,5	rot	gelb
Forelle, gegart	180	115	3	0,9	rot	gelb
Forelle, geräuchert	75	90	3	0,7	rot	gelb
Forelle Müllerin	200	354	17	8,7	rot	rot
Forelle, paniert	200	376	17	7,7	rot	rot
Forellenfilet	150	170	5	1,3	rot	gelb
Forellenfilet, gegart	150	185	4	1,1	rot	gelb
Frankfurter Kranz	70	254	17	8,7	rot	rot
Frankfurter Würstchen	100	276	24	8,8	rot	rot
French Dressing, Fertigprodukt	25	52	5	0,8	grün	gelb
Frikadelle	70	109	4	1,4	rot	gelb

Produktbezeichnung	Portion in g	kcal pro Portion	Fettp. p. P.	GSF pro Portion	Cholesterin	Fettindex
Frischkäse 50 % F. i. Tr.	30	84	7	4,3	rot	rot
Frischkäse 60 % F. i. Tr.	30	101	9	5,7	rot	rot
Frischkäse 70 % F. i. Tr.	30	113	11	6,7	rot	rot
Frischkäse mit Kräutern Magerstufe	30	27	0	0,2	grün	gelb
Frischkäse mit Kräutern 60 % F. i. Tr.	30	75	7	4,2	rot	rot
Fritierfett	15	132	15	6,7	grün	gelb
Fruchtdickmilch mit Süßstoff	150	93	5	2,9	rot	rot
Früchtebrot	45	158	5	0,6	rot	gelb
Früchtebrot, Rührteig	70	245	8	1,0	rot	gelb
Früchtecreme	200	228	6	3,8	gelb	gelb
Fruchteis	75	99	1	0,6	grün	grün
Früchtemüsli	40	136	2	0,3	grün	grün
Früchtequark	250	258	2	1,0	grün	gelb
Früchtetee	125	1	0	0,0	grün	grün
Fruchtgummi	5	9	0	0,0	grün	grün
Fruchtjoghurt mit Süßstoff	150	96	5	3,1	rot	rot
Fruchtquark mit Süßstoff	150	110	0	0,2	grün	grün
Fruchtsaftgetränk Zitrus, kalorienarm	200	24	0	0,0	grün	grün
Fruchtsaftgetränk Zitrus	200	94	0	0,0	grün	grün
Fruchtsaftgetränk Beerenobst	200	102	0	0,0	grün	grün
Fruchtsaftgetränk Trauben	200	124	0	0,1	grün	grün
Fruchtsaftlikör	20	61	0	0,0	grün	grün
Fruchtschaumdessert aus Pulver	150	164	0	0,0	grün	grün
Fruchtschnitten	50	157	6	1,8	grün	gelb
Fruchtsirup	25	72	0	0,0	grün	grün
Fruchtzucker	5	20	0	0,0	grün	grün
Frühlingsquark mit Kartoffel und Butter	400	412	19	11,7	rot	rot
Frühlingsrolle mit Gemüsefüllung	150	305	19	6,5	rot	rot

Produktbezeichnung	Portion in g	kcal pro Portion	Fettp. p.P.	GSF pro Portion	Cholesterin	Fett-index
Frühlingssuppe, klar	350	175	5	2,1	⚪🟡⚪	⚪🟡⚪
Frühstücksfleisch	30	87	8	2,7	🔴⚪⚪	🔴⚪⚪
Fürst Pückler-Eisbombe	250	805	65	38,4	🔴⚪⚪	🔴⚪⚪
Gaisburger Marsch, Konserve	500	720	22	9,0	🔴⚪⚪	⚪🟡⚪
Gans	150	507	47	13,7	🔴⚪⚪	🔴⚪⚪
Gans, gegart	150	419	31	9,2	🔴⚪⚪	🔴⚪⚪
Gänsebraten mit Soße	300	975	89	26,0	🔴⚪⚪	🔴⚪⚪
Gänseei	65	116	9	2,6	🔴⚪⚪	🔴⚪⚪
Gänsekeule, überbacken, mit Soße	300	561	44	16,8	🔴⚪⚪	🔴⚪⚪
Gänseklein, gegart	150	437	34	9,9	🔴⚪⚪	🔴⚪⚪
Gänseleber	125	164	5	1,7	🔴⚪⚪	⚪🟡⚪
Gänseleber in Aspik	30	35	1	0,3	🔴⚪⚪	🔴⚪⚪
Gänseleberpastete	30	74	5	1,9	🔴⚪⚪	🔴⚪⚪
Gänseleberwurst mit Trüffeln	30	76	5	1,9	🔴⚪⚪	🔴⚪⚪
Gänseschmalz	15	132	15	4,0	⚪🟡⚪	⚪🟡⚪
Garnele	100	102	2	0,3	🔴⚪⚪	⚪🟡⚪
Garnelencremesuppe, Konserve	250	520	39	4,7	🔴⚪⚪	⚪🟡⚪
Garnelensuppe, Konserve	250	220	4	0,6	🔴⚪⚪	⚪🟡⚪
Gartenkürbis	150	20	0	0,1	⚪⚪🟢	⚪⚪🟢
Gartenkürbis, gesäuert	50	4	0	0,0	⚪⚪🟢	⚪⚪🟢
Gartenkürbis, Konserve, netto	150	14	0	0,0	⚪⚪🟢	⚪⚪🟢
Gazpacho	350	67	5	1,9	⚪🟡⚪	⚪🟡⚪
Geflügelbrühe	300	240	18	6,1	🔴⚪⚪	🔴⚪⚪
Geflügelcremesuppe	350	210	14	5,7	🔴⚪⚪	🔴⚪⚪
Geflügeldöner	350	574	9	2,1	🔴⚪⚪	🔴⚪⚪
Geflügelkraftbrühe	300	294	21	7,1	🔴⚪⚪	🔴⚪⚪
Geflügelkroketten	200	350	22	7,2	🔴⚪⚪	🔴⚪⚪
Geflügelmortadella	30	52	3	1,0	🔴⚪⚪	🔴⚪⚪
Geflügelsalat mit Walnüssen und Sahne	100	262	19	4,1	🔴⚪⚪	⚪🟡⚪
Gekochte Eier	60	92	7	2,0	🔴⚪⚪	🔴⚪⚪

G

Produktbezeichnung	Portion in g	kcal pro Portion	Fettp. p. P.	GSF pro Portion	Choles- terin	Fett- index
Gelatine	1	3	0	0,0	🟢	🟢
Gelee, extra	25	65	0	0,0	🟢	🟢
Geleefrüchte	25	82	0	0,0	🟢	🟢
Gemüse, überbacken, in Käsesoße	350	312	19	12,5	🔴	🔴
Gemüsebratling	200	264	14	4,9	🟢	🟡
Gemüsebrühe	300	57	5	0,7	🟢	🟡
Gemüseburger	200	236	7	3,0	🔴	🔴
Gemüsecremesuppe	350	130	6	3,5	🟡	🟡
Gemüseeintopf	350	252	9	4,4	🟢	🔴
Gemüseeintopf mit Rind	450	212	6	2,3	🔴	🔴
Gemüseeintopf mit Weißkohl	450	234	8	1,0	🟢	🟢
Gemüseeintopf mit Hammel	450	410	24	10,7	🔴	🔴
Gemüsemischung, gegart	150	51	0	0,1	🟢	🟢
Gemüsemischung, Konserve, netto	150	48	0	0,1	🟢	🟢
Gemüseplatte mit Kartoffeln	250	200	9	3,3	🟡	🟡
Gemüsereis	250	228	5	1,4	🟢	🟢
Gemüsesalat, gegart, mit Mayonnaise	150	131	9	1,2	🟡	🟡
Gemüsesalat, gegart, mit Joghurtdressing	150	62	1	0,7	🟢	🟡
Gemüsesalat, gegart, mit Essigmarinade	150	57	0	0,1	🟢	🟢
Gemüsesuppe italienisch	350	133	5	0,6	🟡	🟡
Gemüsesuppe mit Graupen	450	189	7	3,8	🟢	🟡
Gemüsetrunk	200	24	0	0,1	🟢	🟢
Gemüsezwiebel	80	22	0	0,0	🟢	🟢
Germknödel	330	842	46	21,7	🟡	🟡
Gerste, Vollkorn	40	128	1	0,2	🟢	🟢
Gerste, Vollkorn, gegart	180	184	1	0,2	🟢	🟢
Gerstenbrot	45	95	0	0,1	🟢	🟢
Gerstenflocken	40	126	1	0,1	🟢	🟢

Produktbezeichnung	Portion in g	kcal pro Portion	Fettp. p. P.	GSF pro Portion	Choles- terin	Fett- index
Gerstenmehl	10	34	0	0,0	○○●	○○●
Gerstensuppe Bündner Art	350	116	4	1,6	●○○	●○○
Getränkepulver Orange	25	96	0	0,0	○○●	○○●
Getreidebratling	200	236	6	1,1	●○○	○●○
Getreidesprossen	12	8	0	0,0	○○●	○○●
Gewürzgurke	50	8	0	0,0	○○●	○○●
Gewürzkuchen, Rührteig	70	252	11	3,7	●○○	○●○
Gewürzmischung, chinesisch	1	3	0	0,0	○○●	○○●
Gin	20	52	0	0,0	○○●	○○●
Glühwein	200	210	0	0,0	○○●	○○●
Glutamat	0,5	2	0	0,0	○○●	○○●
Glutenfleisch, braun	30	41	1	0,1	○○●	○○●
glutenfr. Biskuit	20	99	5	0,6	○○●	○○●
glutenfr. Brot, dunkel	45	100	1	0,1	○○●	○○●
glutenfr. Gewürzgebäck	20	86	3	0,4	○○●	○○●
glutenfr. Hirsemüsli	40	123	2	0,3	○○●	○○●
glutenfr. Hirsebrot	45	114	1	0,1	○○●	○○●
glutenfr. Kastanienbrot	45	80	0	0,0	○○●	○○●
glutenfr. Knusperbrot	10	27	0	0,0	○○●	○○●
glutenfr. Körnerbrot	45	98	2	0,3	○○●	○○●
glutenfr. Löffelbiskuit	20	84	2	0,4	●○○	○●○
glutenfr. Maiskeks	20	88	3	0,4	○○●	○○●
glutenfr. Mehl	10	35	0	0,0	○○●	○○●
glutenfr. Mehlmischung für Brot	10	35	0	0,0	○○●	○○●
glutenfr. Müslikeks	20	86	4	0,5	○○●	○○●
glutenfr. Nudeln, roh	60	213	0	0,0	○○●	○○●
glutenfr. Paniermehl	8	30	1	0,1	○○●	○○●
glutenfr. Plätzchen	20	47	0	0,0	○○●	○○●
glutenfr. Rosinenbrot	45	123	2	0,3	○○●	○●○
glutenfr. Schokokeks	20	87	3	0,6	○○●	○●○
glutenfr. Toastbrot	30	86	1	0,2	○○●	○○●
glutenfr. Waffeln	20	102	6	0,7	○○●	○●○
glutenfr. Weißbrot	40	97	1	0,1	○○●	○○●

Produktbezeichnung	Portion in g	kcal pro Portion	Fettp. p. P.	GSF pro Portion	Cholesterin	Fettindex
glutenfr. Zitronenkeks	20	102	6	0,8	🟢	🟢
glutenfr. Zwieback	10	44	2	0,2	🔴	🟡
Goldbackfisch, TK	150	225	11	3,6	🔴	🟡
Gorgonzola	30	107	9	5,7	🔴	🔴
Gouda 30 % F. i. Tr.	30	77	5	2,9	🔴	🔴
Gouda 40 % F. i. Tr.	30	90	7	4,1	🔴	🔴
Gouda 45 % F. i. Tr.	30	110	9	5,3	🔴	🔴
Gouda 50 % F. i. Tr.	30	110	9	5,6	🔴	🔴
Gouda 60 % F. i. Tr.	30	126	11	6,9	🔴	🔴
Grahambrot	40	85	1	0,1	🟢	🟢
Granatapfel	125	98	1	0,2	🟢	🟢
Granatapfelsaft	200	154	1	0,2	🟢	🟢
Grand Marnier	20	64	0	0,0	🟢	🟢
Grapefruit	100	50	0	0,0	🟢	🟢
Grapefruitkonfitüre	25	69	0	0,0	🟢	🟢
Grapefruitnektar	200	128	0	0,0	🟢	🟢
Grapefruitsaft	200	96	0	0,1	🟢	🟢
Graubrot	45	95	0	0,1	🟢	🟢
Graubrot mit Ölsamen	45	102	1	0,2	🟢	🟢
Graubrot mit Zwiebeln	45	92	0	0,0	🟢	🟢
Graubrot mit Sesam	45	101	1	0,2	🟢	🟢
Graupen, Perlgraupen	20	68	0	0,1	🟢	🟢
Graupensuppe	350	172	6	2,4	🟢	🟡
Greyerzer 50 % F. i. Tr.	30	122	10	5,9	🔴	🔴
Grießbrei	200	146	4	1,9	🔴	🔴
Grießflammeri mit Mandeln	250	400	19	5,4	🔴	🟡
Grießklößchensuppe	350	504	30	16,4	🔴	🔴
Grießklöße	250	378	14	7,5	🔴	🔴
Grießnockerln	30	133	11	8,5	🔴	🔴
Grießpudding	250	545	31	20,5	🔴	🔴
Grießschnitten	250	435	16	7,6	🔴	🔴
Grießsuppe aus Milch	350	340	11	6,8	🟡	🔴
Grießsuppe mit Gemüseeinlage	400	188	7	3,7	🟡	🟡
Grillsoße, Barbecue	20	29	0	0,0	🟢	🟢

Produktbezeichnung	Portion in g	kcal pro Portion	Fett p. P.	GSF pro Portion	Cholesterin	Fettindex
Grillsoße, mexikanisch	20	12	0	0,1	○○●	○○●
Grillsteak	250	398	11	4,8	●○○	○●○
Grüne-Bohnen-Eintopf mit Rind	450	275	7	2,9	●○○	●○○
Grüne-Bohnen-Eintopf mit Hammel	450	378	18	7,9	●○○	●○○
Grüne Soße	45	106	11	3,1	○●○	○●○
Grünkern Gemüsebratling	200	288	11	2,9	●○○	○●○
Grünkern, Vollkorn	40	130	1	0,2	○○●	○○●
Grünkern, Vollkorn, gegart	180	187	2	0,3	○○●	○○●
Grünkernsuppe	350	347	32	20,1	●○○	●○○
Grünkohl	150	56	1	0,2	○○●	○○●
Grünkohl, gegart	150	42	1	0,1	○○●	○○●
Grünkohl, Konserve, netto	150	50	1	0,2	○○●	○○●
Grünkohleintopf mit Kochwurst	450	392	26	9,4	○●○	○●○
Grünkohleintopf mit Schweinebauch	450	522	40	14,4	●○○	●○○
Guave	100	38	1	0,1	○○●	○○●
Guave, Konserve, netto	100	76	0	0,1	○○●	○○●
Guavennektar	200	102	0	0,1	○○●	○○●
Gulaschsuppe	400	248	14	5,7	○●○	○●○
Gulaschsuppe, Konserve	250	275	16	7,4	●○○	●○○
Gummibonbons	5	9	0	0,0	○○●	○○●
Gurke	150	14	0	0,1	○○●	○○●
Gurke, gegart	150	18	0	0,1	○○●	○○●
Gurke, Konserve, netto	150	15	0	0,1	○○●	○○●
Gurke, sauer	50	4	0	0,0	○○●	○○●
Gurke, süß-sauer	50	9	0	0,0	○○●	○○●
Gurkenrahmsuppe mit Dill	300	126	10	4,8	●○○	●○○
Gurkensalat mit Dressing	150	62	4	1,0	○○●	○●○
Gurkensalat mit Joghurt	150	87	7	1,5	○●○	○●○
Gurkentrunk	200	8	0	0,0	○○●	○○●

Produktbezeichnung	Portion in g	kcal pro Portion	Fettp. p. P.	GSF pro Portion	Cholesterin	Fettindex
Hackbällchen auf Tomate	250	323	24	6,0	rot	gelb
Hackbraten mit Soße	380	680	47	17,2	rot	rot
Hackfleisch, Schwein, gegart	100	264	18	6,6	rot	rot
Hackfleisch, Schwein	100	250	20	7,2	rot	rot
Hackfleisch, gemischt	100	221	16	6,4	rot	rot
Hackfleisch, gemischt, gegart	100	239	15	5,7	rot	rot
Hackfleisch, Rind	100	202	14	5,8	rot	rot
Hackfleisch, Rind, gegart	100	223	12	5,2	rot	rot
Hackfleischsoße	75	83	6	2,9	rot	rot
Hacksteak, Fertiggericht	150	282	21	7,9	rot	rot
Hacksteak, gegart	200	402	27	12,7	rot	rot
Hafer, gegart	180	207	4	0,8	grün	grün
Hafer, Vollkorn	40	141	3	0,5	grün	grün
Haferbrei	250	403	16	8,2	rot	rot
Haferflocken	40	148	3	0,5	grün	grün
Haferflocken, gegart	80	63	1	0,2	grün	grün
Haferflocken, Vollkorn	40	148	3	0,5	grün	grün
Haferflockennussgebäck	50	237	15	2,9	gelb	gelb
Haferflockenplätzchen	50	209	10	5,4	rot	rot
Hafergrütze	40	148	2	0,4	grün	grün
Hafergrütze, gegart	180	194	3	0,6	grün	grün
Hafervollkornbrot	50	103	1	0,1	grün	grün
Hagebutte	125	135	1	0,0	grün	grün
Hagebutte, gegart	125	140	1	0,0	grün	grün
Hagebuttenkonfitüre	25	74	0	0,0	grün	grün
Hähnchen, gegart	150	284	14	4,3	rot	gelb
Hähnchen, gegrillt	250	435	25	6,5	rot	gelb
Hähnchen-Innereien, gegart	125	184	5	1,7	rot	rot
Hähnchenbrust	150	153	1	0,3	rot	gelb
Hähnchenflügel	150	312	24	7,2	rot	gelb
Hähnchenklein, gegart	150	342	24	7,2	rot	gelb
Hähnchenleber, gegart	125	184	5	1,7	rot	rot
Hähnchenschenkel, gegart	150	321	17	5,1	rot	gelb

H

Produktbezeichnung	Portion in g	kcal pro Portion	Fettp. p.P.	GSF pro Portion	Cholesterin	Fettindex
Halbbitterkuvertüre	25	99	3	1,6	○○●	○●○
Hallimasch	100	15	1	0,2	○○●	○●○
Halwa	50	190	1	0,1	○○●	○●○
Hamburger	103	253	9	4,5	○●○	○●○
Hamburger Aalsuppe	400	328	19	4,4	●○○	○●○
Hamburger Pfannfisch	250	268	11	3,6	●○○	○●○
Hammelbraten, mf.	125	278	22	9,6	●○○	●○○
Hammelbrust, gegart	125	256	14	5,3	●○○	●○○
Hammelfilet, gegart	125	188	5	2,0	●○○	○●○
Hammelkeule, gegart	125	339	25	9,7	●○○	●○○
Hammelkotelett, mf., gegart	150	389	27	10,8	●○○	●○○
Hammelende, gegart	125	186	5	2,0	●○○	○●○
Hammeltalg	15	110	12	5,7	●○○	●○○
Hartkaramelle, gefüllt	5	18	0	0,0	○○●	○○●
Hartkäse 30 % F. i. Tr.	30	107	7	4,1	●○○	●○○
Hartkäse 45 % F. i. Tr.	30	115	9	5,5	●○○	●○○
Hartkäse 50 % F. i. Tr.	30	122	10	5,9	●○○	●○○
Hartkäse, Magerstufe	30	50	0	0,2	○○●	○○●
Hase, gegart, i. D.	150	230	5	1,8	●○○	●○○
Haselnusskrokant	20	90	2	0,2	○○●	○○●
Haselnuss	20	127	12	0,9	○○●	○●○
Haselnussberge	50	234	15	4,6	●○○	●○○
Haselnusscreme, Dessert	200	472	35	12,9	●○○	●○○
Haselnussflammeri	250	320	15	3,7	●○○	○●○
Haselnusskugeln	50	263	17	2,9	○●○	○●○
Haselnussmark, ungezuckert	20	130	13	0,9	○○●	○●○
Haselnussmus	20	130	13	0,9	○○●	○●○
Haselnussöl	12	106	12	0,9	○○●	○●○
Hausmacher Blutwurst	30	103	9	3,4	○●○	○●○
Hausmacher Leberwurst, Konserve	30	90	8	3,0	●○○	●○○
Hausmacher Sülze, Konserve	30	83	7	2,5	●○○	●○○
Havarti 45 % F. i. Tr.	30	97	8	4,6	●○○	●○○
Hecht, gegart	180	90	1	0,2	●○○	○●○

Produktbezeichnung	Portion in g	kcal pro Portion	Fettp. p. P.	GSF pro Portion	Choles- terin	Fett- index
Hechtfilet, gegart	150	140	1	0,2	🔴⚪⚪	⚪🟡⚪
Hechtfilet, paniert	200	338	14	6,9	🔴⚪⚪	🔴⚪⚪
Hefeboller	50	161	7	3,1	🔴⚪⚪	🔴⚪⚪
Hefe, frisch	5	4	0	0,0	⚪⚪🟢	⚪⚪🟢
Hefeaufstrichpaste mit Kräutern	20	39	4	2,5	⚪⚪🟢	⚪🟡⚪
Hefeaufstrichpaste mit Champignons	20	38	3	2,3	⚪⚪🟢	⚪🟡⚪
Hefeaufstrichpaste mit Getreide	20	38	3	2,0	⚪⚪🟢	⚪🟡⚪
Hefeaufstrichpaste mit Olive	20	50	5	3,2	⚪⚪🟢	⚪🟡⚪
Hefebrühe, Extrakt	5	15	1	0,4	⚪⚪🟢	⚪🟡⚪
Hefeextrakt, Hefeaufstrich	20	63	7	4,7	⚪⚪🟢	⚪🟡⚪
Hefeflocken	3	11	0	0,0	⚪⚪🟢	⚪⚪🟢
Hefegranulat	5	18	0	0,0	⚪⚪🟢	⚪⚪🟢
Hefeklöße aus dem Backofen	180	502	16	11,0	⚪🟡⚪	🔴⚪⚪
Hefeplinsen	150	338	13	4,9	🔴⚪⚪	⚪⚪🟢
Hefeteig	100	302	11	6,0	🔴⚪⚪	🔴⚪⚪
Hefeweizenbier	330	125	0	0,0	⚪⚪🟢	⚪⚪🟢
Hefezopf	100	302	9	4,7	🔴⚪⚪	🔴⚪⚪
Heidelbeere	125	53	1	0,0	⚪⚪🟢	⚪⚪🟢
Heidelbeere, gegart	125	55	1	0,0	⚪⚪🟢	⚪⚪🟢
Heidelbeere, Konserve, netto	125	93	0	0,0	⚪⚪🟢	⚪⚪🟢
Heidelbeerkonfitüre extra mit Süßstoff	25	17	0	0,0	⚪⚪🟢	⚪⚪🟢
Heidelbeerkonfitüre	25	68	0	0,0	⚪⚪🟢	⚪⚪🟢
Heidesand	50	231	12	2,9	⚪⚪🟢	⚪🟡⚪
Heilbutt, gegart	180	158	3	0,3	🔴⚪⚪	⚪⚪🟢
Heilbutt, gegrillt	200	342	20	6,5	🔴⚪⚪	⚪⚪🟢
Heilbutt, gekocht	200	222	4	0,5	🔴⚪⚪	⚪⚪🟢
Heilbutt, geräuchert	75	77	1	0,2	🔴⚪⚪	⚪⚪🟢
Heilbutt, paniert	200	360	15	6,9	🔴⚪⚪	🔴⚪⚪
Heilbuttfilet	150	146	3	0,3	🔴⚪⚪	⚪⚪🟢
Heilbuttfilet, gegart	150	168	3	0,4	🔴⚪⚪	⚪⚪🟢

Produktbezeichnung	Portion in g	kcal pro Portion	Fettp. p.P.	GSF pro Portion	Choles-terin	Fett-index
Hering, gegart	180	286	21	4,3	●○○	○○●
Hering, geräuchert	75	163	12	2,4	●○○	○○●
Hering, grün, gegrillt	200	502	39	12,2	●○○	●○○
Hering, Konserve, netto	65	132	10	2,0	●○○	○○●
Hering, Konserve in Öl, netto	60	124	9	1,4	●○○	○○●
Heringsfilet, frisch	150	309	23	4,6	●○○	○○●
Heringsfilet, gegart	150	356	26	5,3	●○○	○●○
Heringsfilet in Tomatensoße	90	166	12	2,4	●○○	○●○
Heringsfilet in Sahnemeerrettich	90	158	13	2,5	●○○	○●○
Heringsfilet in Dillrahmcreme	90	155	12	2,1	●○○	○●○
Heringsfilet in Senfcreme	90	158	12	2,1	●○○	○●○
Heringsfilet in Kräuter-buttercreme	90	185	15	3,7	●○○	○●○
Heringsfilet Matjesart	90	188	14	2,9	●○○	○○●
Heringsfilet mit Remouladensoße	230	458	35	7,0	●●○	○●●
Heringsfilet, paniert	250	658	45	14,0	●○○	●○○
Heringssalat mit Äpfeln und Zwiebeln	150	266	19	3,7	●○○	○●○
Heringssalat mit Rote Bete und Äpfeln	150	228	17	7,5	●○○	○○●
Himbeere	125	43	0	0,0	○○●	○○●
Himbeere, Konserve, netto	125	85	0	0,0	○○●	○○●
Himbeergeist	20	48	0	0,0	○○●	○○●
Himbeerkompott	250	165	1	0,0	○○●	○○●
Himbeerkonfitüre	25	67	0	0,0	○○●	○○●
Himbeersaft	200	78	1	0,0	○○●	○○●
Himmel und Erde	350	245	2	0,8	○○●	○●○
Himmel und Erde mit Blutwurst	350	574	42	18,6	○●○	○●○
Hinterschinken	30	36	1	0,5	●○○	○●○
Hirsch, gegart, i. D.	150	224	6	2,7	●○○	○●○
Hirschbraten mit Soße	400	352	18	7,0	●○○	●○○

Produktbezeichnung	Portion in g	kcal pro Portion	Fettp. p. P.	GSF pro Portion	Choles-terin	Fett-index
Hirse	20	66	1	0,2	○○●	○○●
Hirse, gegart	180	205	2	0,6	○○●	○○●
Hirse, Vollkornflocken	40	142	2	0,3	○○●	○○●
Hirseflocken	40	142	2	0,3	○○●	○○●
Hirsevollkornbrot	50	109	1	0,2	○○●	○○●
Holunderbeere	125	60	1	0,0	○○●	○○●
Holunderbeere, gegart	125	63	1	0,0	○○●	○○●
Holunderbeersaft	200	100	1	0,1	○○●	○○●
Holzofenbrot	45	95	0	0,1	○○●	○○●
Honig	25	77	0	0,0	○○●	○○●
Honigkuchen	70	251	4	0,6	●○○	○◐○
Honigmelone	125	33	0	0,0	○○●	○○●
Hörnchen, Blätterteig	70	329	19	7,8	○○●	○◐○
Huhn in Currysoße, Konserve	150	216	12	4,4	●○○	●○○
Hühnerbrühe, gekörnt	3	4	0	0,1	○○●	○◐○
Hühnerbrühe mit Reis	350	123	4	1,9	○○●	○◐○
Hühnerbrühe mit Nudeln	330	287	17	5,7	●○○	●○○
Hühnerfrikassee	450	608	47	17,5	●○○	●○○
Hühnerpastete	30	78	5	2,0	●○○	●○○
Hühnersuppe, gebunden	350	249	15	5,9	●○○	●○○
Hummer, gegart	100	88	1	0,1	●○○	○◐○
Hummer	100	86	1	0,1	●○○	●○○
Hummersalat mit Mayonnaise	150	194	12	4,9	●○○	●○○
Hummersuppe	400	492	38	15,7	●○○	●○○
Husarenkrapfen	50	267	17	7,5	●○○	●○○
Hüttenkäse 10 % F. i. Tr.	30	27	1	0,5	○◐○	●○○
Hüttenkäse 20 % F. i. Tr.	30	31	1	0,8	●○○	●○○
Hüttenkäse, Magerstufe	30	24	0	0,3	○◐○	○◐○
Ingwer, kandiert	25	65	0	0,0	○○●	○○●
Ingwerknolle	5	3	0	0,0	○○●	○○●
Ingwerpulver	1	3	0	0,0	○○●	○○●
Irish Stew	400	352	21	8,0	●○○	●○○
Italian Dressing	60	305	34	5,0	○○●	○◐○

Produktbezeichnung	Portion in g	kcal pro Portion	Fettp. p.P.	GSF pro Portion	Choles-terin	Fett-index
Jacobsmuschel	100	77	1	0,3	🔴	🟡
Jagdwurst	30	65	5	1,8	🔴	🔴
Jagdwurst, fettarm	30	62	5	1,6	🔴	🔴
Jäger-Grillsoße	20	22	0	0,0	🟢	🟢
Jägerpilzsuppe	320	102	7	2,9	🟢	🟡
Jägerschnitzel	150	173	9	3,6	🔴	🔴
Jägersoße	60	44	3	1,0	🟡	🟡
Jarlsberg 45 % F. i. Tr.	30	105	8	4,9	🔴	🔴
Jerome 45 % F. i. Tr.	30	95	7	4,5	🔴	🔴
Jodiertes Salz	0,5	0	0	0,0	🟢	🟢
Joghurt 0,3 % Fett	150	57	0	0,1	🟢	🟢
Joghurt 1,5 % Fett	150	69	2	1,4	🟡	🔴
Joghurt 3,5 % Fett	150	99	6	3,5	🔴	🔴
Joghurt 10 % Fett	150	177	15	9,1	🔴	🔴
Joghurt-Dressing	60	71	6	3,4	🔴	🔴
Joghurt mit Früchten 0,3 % Fett	150	114	0	0,1	🟢	🟢
Joghurt mit Früchten 1,5 % Fett	150	125	2	1,1	🟢	🟡
Joghurt mit Früchten 3,5 % Fett	150	149	5	2,9	🟡	🔴
Joghurt mit Müsli	150	189	6	3,0	🟡	🟡
Joghurt mit Vanille und Nuss	150	171	5	2,8	🟡	🟡
Johannisbeere, schwarz	125	71	0	0,0	🟢	🟢
Johannisbeere, schwarz, Konserve, netto	125	103	0	0,0	🟢	🟢
Johannisbeere, rot	125	54	0	0,0	🟢	🟢
Johannisbeere, weiß	125	64	0	0,0	🟢	🟢
Johannisbeere, weiß, Konserve, netto	125	98	0	0,0	🟢	🟢
Johannisbeerkaltschale	350	193	0	0,1	🟢	🟢
Johannisbeerkonfitüre, rot	25	68	0	0,0	🟢	🟢
Johannisbeerkonfitüre, schwarz	25	69	0	0,0	🟢	🟢
Johannisbeerkuchen, Hefeteig	150	374	13	6,0	🔴	🔴

Produktbezeichnung	Portion in g	kcal pro Portion	Fettp. p. P.	GSF pro Portion	Choles-terin	Fett-index
Johannisbeernektar, rot	200	134	0	0,0	● grün	● grün
Johannisbeernektar, schwarz	200	140	0	0,0	● grün	● grün
Johannisbeersaft, rot	200	204	0	0,0	● grün	● grün
Johannisbeersaft, schwarz	200	228	0	0,0	● grün	● grün
Johannisbeersoße	60	64	0	0,0	● grün	● grün
Johannisbrotkernmehl	10	6	0	0,0	● grün	● grün
Kabeljau auf China-gemüse	300	213	6	0,9	● rot	● gelb
Kabeljau, gegart	180	117	1	0,2	● rot	● gelb
Kabeljau, gekocht	200	164	1	0,3	● rot	● gelb
Kabeljau, paniert	200	330	14	6,8	● rot	● rot
Kabeljaufilet	150	116	1	0,2	● rot	● gelb
Kabeljaufilet, gegart	150	135	1	0,2	● rot	● gelb
Kaffee-Getränk	125	3	0	0,0	● grün	● grün
Kaffee, Instantpulver	3	10	0	0,0	● grün	● grün
Kaffee mit Kondensmilch und Zucker	125	18	0	0,2	● gelb	● gelb
Kaffee mit Kondensmilch	125	8	0	0,2	● rot	● rot
Kaffee mit Milch und Zucker	125	15	0	0,1	● grün	● grün
Kaffee mit Milch	125	5	0	0,1	● grün	● gelb
Kaffee mit Zucker	125	13	0	0,0	● grün	● grün
Kaffee, Zichorienpulver	3	6	0	0,0	● grün	● grün
Kaffeecreme	200	266	9	4,6	● rot	● rot
Kaffeeersatz-Getränk	125	3	0	0,0	● grün	● grün
Kaffeeersatz-Pulver	3	10	0	0,0	● grün	● grün
Kaffeegebäck, Blätterteig	70	302	19	11,5	● rot	● rot
Kaffeesahne 10 % F.	5	6	1	0,3	● rot	● rot
Kaffeesahne 15 % F.	5	8	1	0,5	● rot	● rot
Kaffeesahne 20 % F.	5	10	1	0,6	● rot	● rot
Kaffeeweißer	3	16	1	1,0	● grün	● gelb
Kaiserreis	200	312	16	9,4	● rot	● rot
Kaiserschmarrn	250	475	24	12,4	● rot	● rot
Kakaobutter	20	176	20	11,8	● grün	● gelb

Produktbezeichnung	Portion in g	kcal pro Portion	Fettp. p. P.	GSF pro Portion	Chole-sterin	Fett-index
Kakaogetränkepulver, löslich	4	16	0	0,1	○○●	○○●
Kakaolikör	20	57	0	0,0	○○●	○○●
Kakaopulver, schwach entölt	4	14	1	0,6	○○●	○●○
Kakaopulver, stark entölt	4	10	0	0,3	○○●	○●○
Kakaotrunk Trink-schokolade	200	262	7	4,3	○●○	○●○
Kaki	125	89	0	0,1	○○●	○○●
Kaki, gegart	125	93	0	0,1	○○●	○○●
Kalb, Innereien, gegart	125	183	5	1,5	●○○	○●○
Kalbfleisch, ma., gegart	150	206	4	1,3	●○○	○●○
Kalbfleischpastete	30	69	4	1,8	●○○	●○○
Kalbfleischsülze	30	33	1	0,3	●○○	●○○
Kalbfleischsuppe, Trockenprodukt	50	72	4	2,1	●○○	●○○
Kalbfleischwurst	30	96	9	3,2	●○○	●○○
Kalbslendchen mit Soße	150	260	18	6,7	●○○	●○○
Kalbsbraten, gegart	125	171	3	1,1	●○○	○●○
Kalbsbraten, Konserve	150	144	5	1,6	●○○	●○○
Kalbsbries, gegart	125	131	4	1,5	●○○	●○○
Kalbsfilet, gebraten	150	293	15	4,7	●○○	○●○
Kalbsfilet, gegart	150	213	4	1,4	●○○	●○○
Kalbsfrikassee	250	228	11	3,3	●○○	○●○
Kalbsfrikassee, Konserve	150	161	6	2,7	●○○	●○○
Kalbsgeschnetzeltes Zürcher Art	250	325	22	9,9	●○○	●○○
Kalbsgulasch, gegart	150	228	7	2,2	●○○	●○○
Kalbshaxe, gegart	150	228	6	1,9	●○○	●○○
Kalbsherz, gegart	125	138	5	2,2	●○○	●○○
Kalbskeule, mf., gegart	125	180	3	1,1	●○○	○●○
Kalbsklößchen	50	96	6	3,4	●○○	●○○
Kalbskotelett, paniert	150	401	19	6,9	●○○	●○○
Kalbskotelett in Rahm	200	268	15	8,0	●○○	●○○
Kalbskotelett, mf., gegart	150	258	11	3,3	●○○	○●○
Kalbskotelett mit Champignons	200	216	10	3,2	●○○	○●○

Produktbezeichnung	Portion in g	kcal pro Portion	Fettp. p. P.	GSF pro Portion	Choles-terin	Fett-index
Kalbskotelett, natur	150	276	13	4,0	🔴○○	○🟡○
Kalbsleber, gebraten	250	380	12	4,9	🔴○○	○🟡○
Kalbsleber, gegart	125	183	5	1,5	🔴○○	○🟡○
Kalbsleberwurst	30	95	8	2,9	🔴○○	🔴○○
Kalbslende, gegart	125	178	4	1,2	🔴○○	🔴○○
Kalbsnacken, Kamm, gegart	125	185	5	1,6	🔴○○	🔴○○
Kalbsniere, gegart	125	145	6	2,6	🔴○○	🔴○○
Kalbsragout mit Champignons und Soße	250	230	11	2,8	🔴○○	○🟡○
Kalbsroulade, mf., gegart	150	216	4	1,3	🔴○○	🔴○○
Kalbsschnitzel, mf., gegart	125	180	3	1,1	🔴○○	○🟡○
Kalbssteak, gegart	150	204	3	1,1	🔴○○	○🟡○
Kalte Ente, Getränk	200	202	0	0,0	○○🟢	○○🟢
Kandierte Früchte	25	66	0	0,0	○○🟢	○○🟢
Kaninchen, mf., gegart	150	282	13	4,4	🔴○○	○🟡○
Kapern	5	21	1	0,3	○○🟢	○🟡○
Kapernsoße	60	52	4	2,7	🔴○○	🔴○○
Karamellcreme	200	216	6	3,5	○🟡○	○🟡○
Karamellflammeri	250	368	8	3,9	🔴○○	🔴○○
Karamellguss	15	51	0	0,0	○○🟢	○○🟢
Karamellsoße	60	96	3	1,3	🔴○○	○🟡○
Kardamom	1	3	0	0,0	○○🟢	○○🟢
Karottensalat, sauer	50	10	0	0,0	○○🟢	○○🟢
Karpfen, blau	200	234	8	1,7	🔴○○	○🟡○
Karpfen, paniert	200	376	18	7,9	🔴○○	🔴○○
Karpfenfilet	150	174	7	1,5	🔴○○	○🟡○
Kartoffel	200	142	0	0,1	○○🟢	○○🟢
Kartoffel, gegart	200	138	0	0,1	○○🟢	○○🟢
Kartoffel, Konserve, netto	150	96	0	0,0	○○🟢	○○🟢
Kartoffel-Lauchcreme-Suppe	350	277	16	6,3	🔴○○	🔴○○
Kartoffel-Lauchcreme-Suppe mit Speck	400	324	19	7,6	🔴○○	🔴○○
Kartoffel-Möhreneintopf mit Schweinefleisch	450	338	13	4,4	🔴○○	○🟡○
Kartoffel-Spinat-Auflauf	350	319	15	8,0	🔴○○	🔴○○

67

Produktbezeichnung	Portion in g	kcal pro Portion	Fettp. p.P.	GSF pro Portion	Choles-terin	Fett-index
Kartoffel, ungeschält, gegart	240	137	0	0,1	○ ○ ●	○ ○ ●
Kartoffelauflauf	350	536	38	20,3	● ○ ○	● ○ ○
Kartoffelbrei	250	198	4	1,7	○ ○ ●	○ ● ○
Kartoffelbreipulver	25	82	0	0,0	○ ○ ●	○ ○ ●
Kartoffelchips	25	134	10	2,5	○ ○ ●	○ ● ○
Kartoffelflocken, Trocken-produkt	30	98	0	0,0	○ ○ ●	○ ○ ●
Kartoffelgratin	350	375	20	12,0	● ○ ○	● ○ ○
Kartoffelkloßpulver, Trockenprodukt	30	98	0	0,0	○ ○ ●	○ ○ ●
Kartoffelklöße, halb und halb	200	188	3	2,7	○ ○ ●	○ ● ○
Kartoffelklöße aus rohen Kartoffeln	200	158	4	2,2	○ ● ○	○ ● ○
Kartoffelklöße mit Backobst	250	300	7	3,9	○ ● ○	○ ● ○
Kartoffelkroketten	250	340	13	4,9	● ○ ○	○ ● ○
Kartoffelomelette mit Tomaten und Zwiebeln	550	495	20	6,4	● ○ ○	○ ● ○
Kartoffelpuffer	200	306	14	6,0	● ○ ○	● ○ ○
Kartoffelpüree	250	270	14	8,5	● ○ ○	● ○ ○
Kartoffelpüree aus Pulver	250	240	12	5,6	○ ● ○	○ ● ○
Kartoffelsalat mit Dressing	250	268	15	2,0	○ ○ ●	○ ● ○
Kartoffelsalat mit grüner Gurke und Öl	250	198	8	1,0	○ ○ ●	○ ○ ●
Kartoffelsalat mit Mayonnaise	250	253	11	5,0	○ ○ ●	○ ● ○
Kartoffelstärke	10	34	0	0,0	○ ○ ●	○ ○ ●
Kartoffelsticks	25	123	8	2,0	○ ○ ●	○ ● ○
Kartoffelsuppe	400	168	6	3,2	○ ● ○	● ○ ○
Kartoffelsuppe mit Gemüse	400	228	8	2,6	○ ○ ●	○ ○ ●
Kartoffelsuppe mit Speck und Zwiebeln	400	200	5	2,1	○ ○ ●	○ ● ○
Kartoffelsuppe mit Wurst	400	344	19	7,0	○ ● ○	○ ● ○
Kartoffelwurst	30	91	8	2,9	○ ● ○	○ ● ○

Produktbezeichnung	Portion in g	kcal pro Portion	Fettp. p. P.	GSF pro Portion	Choles-terin	Fett-index
Käse im Blätterteig	150	531	37	13,9	🔴⚪⚪	🔴⚪⚪
Käse-Wurst-Salat mit Essigmarinade	150	314	26	9,4	🔴⚪⚪	🔴⚪⚪
Käsecremesuppe mit Schmelzkäse	320	320	28	19,5	🔴⚪⚪	🔴⚪⚪
Käsefondue	270	683	53	31,7	🔴⚪⚪	🔴⚪⚪
Käsegebäck, Blätterteig	70	369	27	16,2	🔴⚪⚪	🔴⚪⚪
Käseklößchen	30	119	9	6,9	🔴⚪⚪	🔴⚪⚪
Käseknusperchen, Mürbeteig	50	252	18	4,9	🔴⚪⚪	🔴⚪⚪
Käsekuchen, Mürbeteig	100	276	14	7,7	🔴⚪⚪	🔴⚪⚪
Käsenockerln	200	466	30	16,4	🔴⚪⚪	🔴⚪⚪
Käsesahnetorte	120	251	7	3,7	🔴⚪⚪	🔴⚪⚪
Käsesalat	150	318	23	13,6	🔴⚪⚪	🔴⚪⚪
Käseschinkenwurst	30	70	5	1,9	🔴⚪⚪	🔴⚪⚪
Käsesoße	60	67	5	3,4	⚪🟡⚪	🔴⚪⚪
Käsesoufflee	140	416	35	19,7	🔴⚪⚪	🔴⚪⚪
Käsespätzle	200	398	23	12,6	🔴⚪⚪	🔴⚪⚪
Käsesuppe, italienisch	320	218	14	6,2	🔴⚪⚪	🔴⚪⚪
Käsetoast	100	298	21	11,9	🔴⚪⚪	🔴⚪⚪
Käsetorte, Mürbeteig	120	331	17	9,3	🔴⚪⚪	🔴⚪⚪
Käsetorte, Rührteig	100	342	15	3,4	⚪🟡⚪	⚪🟡⚪
Kasseler Aufschnitt	30	52	3	1,2	🔴⚪⚪	🔴⚪⚪
Kasseler im Teigmantel	300	678	44	11,7	🔴⚪⚪	🔴⚪⚪
Kasseler Pirogge	350	707	39	20,4	🔴⚪⚪	🔴⚪⚪
Katenrauchwurst	30	110	10	3,4	🔴⚪⚪	🔴⚪⚪
Katfisch, gegart	180	90	2	0,4	🔴⚪⚪	⚪🟡⚪
Katfischfilet	150	132	3	0,6	🔴⚪⚪	⚪🟡⚪
Katfischfilet, gegart	150	155	4	0,7	🔴⚪⚪	⚪🟡⚪
Kaugummi	3	12	0	0,0	⚪⚪🟢	⚪⚪🟢
Kaviar, echt	5	13	1	0,1	🔴⚪⚪	⚪🟡⚪
Kaviarersatz	5	5	0	0,0	🔴⚪⚪	⚪🟡⚪
Kefir 0,3 % Fett	150	57	0	0,1	⚪⚪🟢	⚪⚪🟢
Kefir 1,5 % Fett	150	75	2	1,4	⚪🟡⚪	🔴⚪⚪
Kefir 3,5 % Fett	150	99	5	3,2	🔴⚪⚪	🔴⚪⚪
Kefir mit Früchten 0,3 % Fett	150	114	0	0,1	⚪⚪🟢	⚪⚪🟢

69

Produktbezeichnung	Portion in g	kcal pro Portion	Fettp. p. P.	GSF pro Portion	Choles- terin	Fett- index
Kefir mit Früchten 1,5 % Fett	150	129	2	1,1	○ ● ○	○ ● ○
Kefir mit Früchten 3,5 % Fett	150	149	4	2,7	○ ● ○	● ○ ○
Kerbel	5	2	0	0,0	○ ○ ●	○ ○ ●
Kerbel, getrocknet	1	2	0	0,0	○ ○ ●	○ ○ ●
Kichererbse	60	161	2	0,2	○ ○ ●	○ ○ ●
Kichererbse, getrocknet	50	163	3	0,6	○ ○ ●	○ ○ ●
Kichererbse, gegart	150	171	2	0,2	○ ○ ●	○ ○ ●
Kichererbse, gekeimt	100	32	0	0,0	○ ○ ●	○ ○ ●
Kichererbse, Konserve, netto	150	101	1	0,1	○ ○ ●	○ ○ ●
Kichererbseneintopf mit Gemüse	450	270	9	1,2	○ ○ ●	○ ○ ●
Kidneybohne, getrocknet	150	377	2	0,3	○ ○ ●	○ ○ ●
Kidneybohne, Konserve, netto	150	95	1	0,1	○ ○ ●	○ ○ ●
Kirsche, kandiert	25	66	0	0,0	○ ○ ●	○ ○ ●
Kirsche, sauer	120	70	0	0,1	○ ○ ●	○ ○ ●
Kirsche, sauer, Konserve, netto	125	110	0	0,1	○ ○ ●	○ ○ ●
Kirsche, süß	120	76	0	0,1	○ ○ ●	○ ○ ●
Kirsche, süß, Konserve, netto	125	114	0	0,1	○ ○ ●	○ ○ ●
Kirschgrütze	250	188	0	0,1	○ ○ ●	○ ○ ●
Kirschkaltschale	350	354	1	0,2	○ ○ ●	○ ○ ●
Kirschkompott	250	200	1	0,1	○ ○ ●	○ ○ ●
Kirschkonfitüre	25	69	0	0,0	○ ○ ●	○ ○ ●
Kirschmichel	250	495	14	7,3	● ○ ○	● ○ ○
Kirschnektar, sauer	200	122	0	0,1	○ ○ ●	○ ○ ●
Kirschsaft, sauer	200	116	1	0,1	○ ○ ●	○ ○ ●
Kirschstrudel	150	326	11	2,6	○ ○ ●	○ ● ○
Kirschtorte, Mürbeteig	120	358	18	4,5	● ○ ○	○ ● ○
Kirschwasser	20	48	0	0,0	○ ○ ●	○ ○ ●
Kiwi	45	27	0	0,1	○ ○ ●	○ ○ ●
Klaffmuschel	100	65	1	0,4	● ○ ○	○ ● ○
Klaffmuschel, gegart	100	66	1	0,4	● ○ ○	○ ● ○

Produktbezeichnung	Portion in g	kcal pro Portion	Fettp. p. P.	GSF pro Portion	Choles- terin	Fett- index
Klare Brühe mit Reis und Gemüse	350	126	4	1,9	grün	gelb
Klare Brühe mit Eierstich	330	195	11	4,7	rot	rot
Klarer	20	37	0	0,0	grün	grün
Klippfisch	150	237	2	0,4	rot	gelb
Knäckebrot	10	36	0	0,0	grün	grün
Knäckebrot mit Ölsamen	10	37	1	0,1	grün	grün
Knackwurst	100	283	26	9,4	rot	rot
Knoblauch	2	3	0	0,0	grün	grün
Knoblauch-Flüssigwürze	20	21	0	0,1	grün	grün
Knoblauch, gegart	2	2	0	0,0	grün	grün
Knoblauch-Grillsoße	20	24	0	0,0	grün	grün
Knoblauchbutter	20	114	12	7,5	rot	rot
Knoblauchpulver	1	4	0	0,0	grün	grün
Knoblauchwurst	150	498	46	16,7	rot	rot
Kochbanane	100	123	0	0,1	grün	grün
Kochbanane, gegart	125	160	0	0,1	grün	grün
Kochkäse 10 % F. i. Tr.	30	31	1	0,5	gelb	rot
Kochkäse 20 % F. i. Tr.	30	37	2	1,0	gelb	gelb
Kochkäse 30 % F. i. Tr.	30	50	3	2,0	rot	rot
Kochkäse, Magerstufe	30	25	0	0,1	grün	grün
Kochmettwurst	30	87	7	2,6	rot	rot
Kochsalami	100	321	29	10,6	rot	rot
Kochwurst	100	328	29	10,5	rot	rot
Kohlgemüse	150	38	0	0,1	grün	grün
Kohlrabi	150	38	0	0,0	grün	grün
Kohlrabi, gedünstet, mit Sahne	250	233	19	11,2	rot	rot
Kohlrabi, gegart	150	30	0	0,0	grün	grün
Kohlrabigemüse mit Soße	250	93	3	1,0	grün	gelb
Kohlroulade, Konserve	250	215	14	5,4	rot	rot
Kohlroulade mit Hack- füllung	300	240	11	5,4	rot	rot
Kohlrübe, gegart	150	33	0	0,0	grün	grün
Kohlrübe	150	41	0	0,0	grün	grün
Kokosfett, gehärtet	20	176	20	17,2	grün	rot

Produktbezeichnung	Portion in g	kcal pro Portion	Fettp. p. P.	GSF pro Portion	Cholesterin	Fett-index
Kokosmakronen	25	110	7	5,7	🟢	🔴
Kokosmilch	100	24	0	0,3	🟢	🟡
Kokosnuss	50	179	18	15,8	🟢	🔴
Kokosnussraspeln	10	61	6	5,5	🟢	🔴
Kölsch	330	152	0	0,0	🟢	🟢
Kommissbrot	40	84	0	0,0	🟢	🟢
Kondensmilch 4 % Fett	15	17	1	0,4	🔴	🔴
Kondensmilch 7,5 % Fett	15	20	1	0,7	🔴	🔴
Kondensmilch 10 % Fett	15	26	2	0,9	🔴	🔴
Konfitüre, einfach	25	70	0	0,0	🟢	🟢
Konfitüre, extra	25	65	0	0,0	🟢	🟢
Königsberger Klops mit Kapernsoße	260	361	24	8,4	🔴	🔴
Königskuchen	70	244	10	5,4	🔴	🔴
Kopfsalat mit Dressing	100	110	11	1,3	🟢	🟡
Kopfsalat	50	6	0	0,0	🟢	🟢
Koriander	1	3	0	0,0	🟢	🟢
Krabben	100	91	1	0,2	🔴	🟡
Krabbencocktail mit Mayonnaise	150	240	19	8,3	🔴	🔴
Krabben, Konserve, netto	65	47	1	0,1	🔴	🟡
Kräcker	25	94	1	0,3	🟢	🟢
Kraftbrühe	300	159	10	3,7	🔴	🔴
Kraftbrühe mit Flädle	330	244	15	6,0	🔴	🔴
Kraftbrühe mit pochiertem Ei	330	234	16	5,3	🔴	🔴
Kraftbrühe mit Gemüsewürfeln	350	182	10	3,7	🔴	🔴
Kraftbrühe mit Nudeln	330	208	10	3,5	🔴	🔴
Krakauer	30	90	8	3,0	🔴	🔴
Krapfen	200	342	2	1,3	🟢	🟡
Kräuterbutter	20	129	14	8,6	🔴	🔴
Kräuteressig	15	3	0	0,0	🟢	🟢
Kräuterleberwurst	30	102	10	3,4	🔴	🔴
Kräutermischung	5	2	0	0,0	🟢	🟢
Kräutersalz	0,5	0	0	0,0	🟢	🟢

Produktbezeichnung	Portion in g	kcal pro Portion	Fettp. p.P.	GSF pro Portion	Choles-terin	Fett-index
Kräutertee	125	1	0	0,0	○○●	○○●
Kräutertee mit Zucker	125	11	0	0,0	○○●	○○●
Krautgulasch mit Soße	400	280	15	9,0	●○○	●○○
Krautroulade mit Tomaten-Reis-Füllung	300	171	5	1,0	●○○	○●○
Krautsalat mit Speck und Zwiebeln	100	93	8	1,6	○●○	○●○
Krautspätzle	200	272	9	3,2	●○○	○●○
Krebse in Dill	200	270	17	10,5	●○○	●○○
Krebssuppe	400	492	31	10,8	●○○	●○○
Krebstiere, gegart	100	93	2	0,2	●○○	○●○
Kresse	150	57	2	0,3	○○●	○○●
Kressetrunk	200	26	1	0,1	○○●	○○●
Kreuzkümmel	1	4	0	0,0	○○●	○○●
Krokant	20	90	2	0,2	○○●	○○●
Küchenkräuter	5	3	0	0,0	○○●	○○●
Kümmel	1	4	0	0,0	○○●	○○●
Kümmelstange	70	326	17	4,4	●○○	○●○
Kumquat	125	85	0	0,1	○○●	○○●
Kumquatkonfitüre	25	70	0	0,0	○○●	○○●
Kunsthonig	25	84	0	0,0	○○●	○○●
Kunstspeiseeis	75	46	0	0,0	○○●	○○●
Kürbis	150	41	0	0,1	○○●	○○●
Kürbis, gegart	150	41	0	0,1	○○●	○○●
Kürbis, gesäuert	50	7	0	0,0	○○●	○○●
Kürbis, Konserve, netto	150	33	0	0,1	○○●	○○●
Kürbiscremesuppe	350	238	19	6,9	○●○	○●○
Kürbisgemüse mit Sahnesoße	250	120	5	1,8	○●○	○●○
Kürbiskern	20	112	9	1,9	○○●	○●○
Kürbiskernöl	12	105	12	2,5	○○●	○○●
Kürbiskompott	250	105	0	0,1	○○●	○○●
Kürbissuppe	350	53	0	0,1	○○●	○○●
Kurkuma-Gewürz	1	4	0	0,0	○○●	○○●
Kutteln, Rind, gegart	125	123	5	2,2	●○○	●○○

Produktbezeichnung	Portion in g	kcal pro Portion	Fettp. p. P.	GSF pro Portion	Choles-terin	Fett-index
Labskaus, Konserve	500	515	19	8,3	🔴	🟡
Labskaus mit Rote Bete	350	396	18	5,8	🔴	🟡
Lachs	150	197	10	2,4	🔴	🟢
Lachs, gegart	180	144	4	1,1	🔴	🟢
Lachs, gekocht	200	398	27	12,0	🔴	🟢
Lachs, geräuchert	75	104	5	1,3	🔴	🟢
Lachsfilet	150	168	5	1,3	🔴	🟢
Lachsfilet, gegart	150	195	6	1,6	🔴	🟢
Lachsschinkenpastete	30	75	6	2,1	🔴	🔴
Lakritze	25	94	0	0,1	🟢	🟢
Lammfilet	150	225	6	2,2	🔴	🔴
Lammfleischsalami	30	105	9	3,4	🔴	🔴
Lammkotelett	200	502	33	13,5	🔴	🔴
Landjäger	150	684	67	24,6	🟡	🟡
Landmettwurst	30	93	7	2,7	🔴	🔴
Languste	100	102	2	0,2	🔴	🟡
Lasagne al forno	350	525	34	17,4	🔴	🔴
Lasagne mit Spinat	350	518	32	16,1	🔴	🔴
Lauchcremesuppe	350	319	20	11,0	🔴	🔴
Lauchgemüse, gedünstet	250	138	7	1,9	🟢	🟡
Lauchgemüse in heller Soße	250	135	8	2,5	🟢	🟡
Lauchsalat mit Speck-marinade	130	49	2	0,7	🟡	🟡
Lauchsalat mit Dressing	130	88	7	0,9	🟢	🟡
Lauchsuppe	350	294	27	16,0	🔴	🔴
Lauchsuppe, passiert	350	319	27	18,9	🟡	🟡
Lauchzwiebel	30	13	0	0,0	🟢	🟢
Laugengebäck	50	170	1	0,4	🟢	🟢
Leberkäse	30	81	7	2,4	🔴	🔴
Leberkäse, gebraten	130	369	31	11,2	🔴	🔴
Leberklößchen	50	70	3	1,0	🔴	🟡
Leberknödel, Konserve, netto	150	237	12	4,1	🔴	🔴
Leberknödelsuppe	350	196	9	3,5	🔴	🔴
Leberpastete	30	90	8	2,7	🔴	🔴

Produktbezeichnung	Portion in g	kcal pro Portion	Fettp. p.P.	GSF pro Portion	Cholesterin	Fett-index
Leberpastete mit Champignons	30	83	7	2,6	rot	rot
Leberpresssack	30	105	10	3,5	rot	rot
Leberspätzle	50	98	3	1,6	rot	rot
Leberspätzlesuppe mit Fleischbrühe	350	133	7	3,1	rot	rot
Lebertran	15	132	15	2,7	rot	gelb
Leberwurst, einfach	30	99	9	3,5	rot	rot
Leberwurst, fein	30	98	9	3,2	rot	rot
Leberwurst, fettarm	30	81	7	2,4	rot	rot
Leberwurst, grob	30	97	8	3,0	rot	rot
leicht und cross	6	21	0	0,0	grün	grün
Leinöl	12	105	12	1,2	grün	grün
Leinsamen	20	74	6	0,6	grün	gelb
Leinsamen, geschrotet	20	76	6	0,6	grün	gelb
Leipziger Allerlei	250	95	3	1,8	gelb	rot
Leng, gegart	180	113	1	0,2	rot	gelb
Lengfilet, gegart	150	144	1	0,2	rot	gelb
Liebesperlen	25	95	0	0,0	grün	grün
Liebstöckel	5	2	0	0,0	grün	grün
Liegnitzer	60	224	6	2,7	rot	gelb
Likörwein	50	77	0	0,0	grün	grün
Limabohne	150	98	0	0,1	grün	grün
Limabohne, frisch, gegart	150	98	0	0,1	grün	grün
Limabohne, getrocknet, gegart	150	120	0	0,1	grün	grün
Limabohne, getrocknet	50	155	0	0,1	grün	grün
Limabohne, Konserve, netto	150	81	0	0,1	grün	grün
Limburger 20 % F.i.Tr.	30	56	3	1,6	gelb	gelb
Limburger 30 % F.i.Tr.	30	66	4	2,4	rot	rot
Limburger 40 % F.i.Tr.	30	81	6	3,6	rot	rot
Limburger 45 % F.i.Tr.	30	86	7	4,0	rot	rot
Limburger 50 % F.i.Tr.	30	94	8	4,7	rot	rot
Limburger 60 % F.i.Tr.	30	112	10	6,2	rot	rot
Limette	125	59	3	0,5	grün	grün

Produktbezeichnung	Portion in g	kcal pro Portion	Fettp. p. P.	GSF pro Portion	Cholesterin	Fettindex
Limettensaft	200	184	3	0,6	grün	grün
Limonade, kalorienarm	200	6	0	0,0	grün	grün
Limonade, koffeinhaltig	200	122	0	0,0	grün	grün
Limonade mit Fruchtgeschmack	200	84	0	0,0	grün	grün
Limonade mit Fruchtsäften	200	100	0	0,0	grün	grün
Limonade mit Kohlensäure	200	84	0	0,0	grün	grün
Linsen	150	464	2	0,3	grün	grün
Linsen, gegart	150	173	1	0,1	grün	grün
Linsen, gekeimt	100	119	1	0,1	grün	grün
Linsen, Konserve, netto	150	116	1	0,1	grün	grün
Linseneintopf	450	374	6	2,2	gelb	gelb
Linseneintopf mit Speck	450	392	17	6,3	gelb	gelb
Linseneintopf mit Würstchen	450	531	21	7,5	gelb	gelb
Linsensuppe	400	260	7	2,4	rot	gelb
Linsensuppe mit gepökeltem Schwein	450	279	6	2,1	gelb	gelb
Linsensuppe süß-sauer	400	248	9	3,3	grün	gelb
Linzer Torte	120	500	28	11,0	rot	rot
Litchi	125	95	0	0,1	grün	grün
Litchi, Konserve, netto	125	123	0	0,1	grün	grün
Löffelbiskuit	5	21	0	0,1	rot	gelb
Loganbeere	125	33	0	0,0	grün	grün
Loganbeere, gegart	125	34	0	0,0	grün	grün
Loganbeere, Konserve, netto	125	88	0	0,0	grün	grün
Loosbrot	45	85	0	0,1	grün	grün
Lorbeer	1	0	0	0,0	grün	grün
Lotos-Wurzel	150	119	0	0,0	grün	grün
Löwenzahn	150	81	1	0,2	grün	grün
Löwenzahn, gegart	150	78	1	0,2	grün	grün
Löwenzahntrunk	200	36	0	0,1	grün	grün
Luan-Dressing süß-sauer	45	32	0	0,0	grün	grün
Luzernensprossen	12	4	0	0,0	grün	grün

Produktbezeichnung	Portion in g	kcal pro Portion	Fettp. p. P.	GSF pro Portion	Choles-terin	Fett-index
Macadamianuss	20	135	15	2,2	grün	gelb
Macadamianuss, geröstet und gesalzen	20	138	15	2,3	grün	gelb
Madeirasoße	60	35	2	0,8	gelb	gelb
Madeirawein	50	84	0	0,0	grün	grün
Magermilchpulver	10	37	0	0,1	grün	grün
Maggi	0,5	1	0	0,0	grün	grün
Mais, gegart	150	134	2	0,3	grün	grün
Mais	150	134	2	0,3	grün	grün
Mais, gesäuert	50	22	0	0,0	grün	grün
Mais, Konserve, netto	150	114	2	0,2	grün	grün
Mais, Vollkorn, getrocknet	40	132	2	0,2	grün	grün
Mais, Vollkorn, getrocknet, gegart	150	161	2	0,3	grün	grün
Maisfladenbrot	45	100	1	0,1	grün	grün
Maisgrieß	40	138	0	0,1	grün	grün
Maiskeimöl	12	106	12	1,8	grün	grün
Maismehl	10	35	0	0,0	grün	grün
Maisstärke	20	70	0	0,0	grün	grün
Maisvollkornbrot	50	107	1	0,1	grün	grün
Majoran	5	2	0	0,0	grün	grün
Majoran, getrocknet	1	3	0	0,0	grün	grün
Makkaroni mit Tomatensoße	250	345	13	4,9	rot	gelb
Makkaroni mit vier Käsesorten	250	455	24	13,8	rot	rot
Makkaroniauflauf mit Schinken	350	543	25	12,6	rot	rot
Makrele, gegart	180	234	15	3,8	rot	grün
Makrele, geräuchert	75	144	9	2,4	rot	grün
Makrele, Konserve in Öl, netto	60	118	9	1,4	rot	grün
Makrele, paniert	150	368	23	8,3	rot	rot
Makrelenfilet, gegart	150	315	21	5,2	rot	grün
Makronen	10	45	2	0,2	grün	grün
Makronentorte	120	532	30	5,2	gelb	gelb
Malzbier	330	182	0	0,0	grün	grün

Produktbezeichnung	Portion in g	kcal pro Portion	Fettp. p. P.	GSF pro Portion	Choles- terin	Fett- index
Malzkaffee	125	3	0	0,0	🟢	🟢
Malzkaffee, Trocken- produkt	3	9	0	0,0	🟢	🟢
Malzzucker	5	20	0	0,0	🟢	🟢
Mandarine	40	20	0	0,0	🟢	🟢
Mandarine, Konserve, netto	125	104	0	0,1	🟢	🟢
Mandarinennektar	200	128	0	0,1	🟢	🟢
Mandarinensaft	200	94	0	0,1	🟢	🟢
Mandel, dragiert	25	134	11	0,9	🟢	🟢
Mandel, geröstet und gesalzen	20	115	11	0,9	🟢	🟢
Mandel, geröstet	20	117	11	0,9	🟢	🟢
Mandel	20	114	11	0,9	🟢	🟢
Mandelbrot, Hefeteig	100	377	18	8,5	🔴	🔴
Mandelgebäck, Mürbeteig	50	252	15	7,2	🔴	🔴
Mandelhörnchen	50	176	10	2,2	🔴	🟡
Mandellikör	20	64	0	0,0	🟢	🟢
Mandelmakronen	25	115	8	0,7	🟢	🟢
Mandelmehl	10	60	6	0,5	🟢	🟢
Mandelmus	20	119	11	1,0	🟢	🟢
Mandelmus, gesalzen	20	117	11	0,9	🟢	🟢
Mandelöl	12	106	12	1,0	🟢	🟢
Mandelsandtorte	120	521	34	7,2	🔴	🟡
Mandelsoße	60	69	4	1,1	🟡	🟡
Mandeltorte, Mürbeteig	100	460	33	14,9	🔴	🔴
Mango	125	75	1	0,1	🟢	🟢
Mango-Chutney	20	28	0	0,0	🟢	🟢
Mango, gegart	125	79	1	0,1	🟢	🟢
Mango, Konserve, netto	125	111	0	0,1	🟢	🟢
Mangonektar	200	124	0	0,1	🟢	🟢
Mangosaft	200	120	1	0,2	🟢	🟢
Mangold	150	38	0	0,1	🟢	🟢
Mangold, gegart	150	39	1	0,1	🟢	🟢
Mangold, Konserve, netto	150	33	0	0,1	🟢	🟢
Maniok	200	274	0	0,1	🟢	🟢

Produktbezeichnung	Portion in g	kcal pro Portion	Fettp. p.P.	GSF pro Portion	Choles-terin	Fett-index
Maniok-Pulver	20	68	0	0,0	grün	grün
Maraschino-Likör	20	64	0	0,0	grün	grün
Margarine aus Sojaöl	20	144	16	4,1	grün	grün
Margarine, halbfett	20	72	8	2,0	grün	grün
Margarine, pflanzlich	20	142	16	4,7	grün	grün
Markerbsen	150	123	1	0,3	grün	grün
Markklößchen	50	210	17	6,7	rot	rot
Markklößchen, Konserve	50	205	16	6,5	rot	rot
Marmelade	25	70	0	0,0	grün	grün
Marmelade aus Beeren mit Fruchtzucker	25	25	0	0,0	grün	grün
Marmelade mit Süßstoff	25	17	0	0,0	grün	grün
Marmelade aus Steinobst mit Fruchtzucker	25	27	0	0,0	grün	grün
Marmit aus Zitrusfrüchten mit Fruchtzucker	25	27	0	0,0	grün	grün
Marmorkuchen	70	274	15	8,6	rot	rot
Maronencreme, süß	25	67	0	0,1	grün	gelb
Marseiller Fischsuppe, Konserve	250	163	7	1,5	rot	gelb
Marshmallow	5	17	0	0,0	grün	grün
Marzipan	15	69	3	0,2	grün	grün
Marzipan, Plundergebäck	70	263	15	6,4	rot	rot
Marzipan, Rohmasse	15	77	5	0,4	grün	grün
Marzipanmonde	50	236	15	1,3	grün	grün
Marzipanstollen	100	389	19	7,4	gelb	gelb
Mate-Tee	125	0	0	0,0	grün	grün
Matjeshering, gesalzen	75	212	18	3,6	rot	gelb
Matjeshering Hausfrauenart	250	485	41	8,5	rot	gelb
Matjeshering, Konserve in Öl, netto	60	147	12	1,9	rot	gelb
Matjeshering mit Zwiebeln	250	635	53	10,7	rot	gelb
Maulbeere	125	55	0	0,0	grün	grün
Maulbeere, Konserve, netto	125	100	0	0,0	grün	grün

Produktbezeichnung	Portion in g	kcal pro Portion	Fettp. p. P.	GSF pro Portion	Choles-terin	Fett-index
Maultaschen, schwäbisch, mit Röstzwiebeln	250	383	17	5,5	🔴	🟡
Mayonnaise 80 % Fett	15	111	12	5,5	🔴	🔴
Mayonnaise, leicht	15	55	5	0,7	🔴	🟡
Mayonnaise-Salatdressing	15	59	6	2,7	🟡	🟡
Meeresfrüchtecocktail	150	194	13	2,0	🔴	🟡
Meerrettich	10	6	0	0,0	🟢	🟢
Meerrettich, gegart	10	5	0	0,0	🟢	🟢
Meerrettich-Sahnesoße	60	83	6	3,6	🔴	🔴
Meerrettichbutter	20	103	11	6,7	🔴	🔴
Meerrettichsoße	60	62	4	1,5	🟡	🟡
Meersalz	0,5	0	0	0,0	🟢	🟢
Mehlkloß mit Backobst	250	410	12	5,7	🔴	🔴
Mehlklöße	200	280	6	3,0	🔴	🔴
Mehrfruchtnektar mit Süßstoff	200	62	0	0,1	🟢	🟢
Mehrkornbrot	45	99	0	0,1	🟢	🟢
Mehrkornbrot, Vollkorn	50	101	1	0,1	🟢	🟢
Mehrkornflocken	40	123	1	0,1	🟢	🟢
Mehrkornflocken, geröstet, gesüßt	40	126	1	0,1	🟢	🟢
Mehrkornschrot	40	124	1	0,1	🟢	🟢
Melassesirup, dunkel	25	70	0	0,0	🟢	🟢
Melde, gegart	150	39	1	0,1	🟢	🟢
Melde	150	38	0	0,1	🟢	🟢
Melisse	1	3	0	0,0	🟢	🟢
Mettwurst, gekocht	30	101	10	3,5	🔴	🔴
Mettwurst, grob	30	93	8	3,0	🔴	🔴
Mettwurst, luftgetrocknet	30	101	9	3,1	🔴	🔴
Mettwurst, schnittfest	30	110	10	3,8	🔴	🔴
Mettwurst, streichfähig	30	109	10	3,4	🔴	🔴
Miesmuschel, gegart	100	69	1	0,3	🔴	🟡
Miesmuschel, Konserve in Öl, netto	60	79	6	0,7	🔴	🟡
Miesmuschel, Konserve, netto	65	43	1	0,2	🔴	🟡

Produktbezeichnung	Portion in g	kcal pro Portion	Fettp. p.P.	GSF pro Portion	Cholesterin	Fettindex
Milch 0,3 % Fett	200	72	0	0,1	🟡	🟡
Milch 1,5 % Fett	200	96	3	1,9	🟡	🔴
Milch 3,5 % Fett	200	128	7	4,2	🔴	🔴
Milchpulver, teilentrahmt	10	43	1	0,8	🟡	🔴
Milchreis mit Beeren	250	240	5	2,6	🟡	🟡
Milchreis mit Zucker und Zimt	250	325	8	4,8	🟡	🟡
Milchreis mit Früchten	250	338	5	2,9	🟡	🟡
Milchspeiseeis	75	64	2	1,1	🟡	🔴
Milchsuppe	320	291	12	6,7	🔴	🔴
Milchsuppe mit Mehl	350	417	16	9,4	🟡	🟡
Milchzucker	5	20	0	0,0	🟢	🟢
Mineralwasser mit Kohlensäure	200	0	0	0,0	🟢	🟢
Mineralwasser, still	200	0	0	0,0	🟢	🟢
Minestrone	400	304	11	3,9	🔴	🟡
Mirabelle	125	80	0	0,0	🟢	🟢
Mirabelle, gegart	125	84	0	0,0	🟢	🟢
Mirabelle, Konserve, netto	125	114	0	0,0	🟢	🟢
Mirabellenkompott	250	155	0	0,1	🟢	🟢
Mirabellenkonfitüre	25	70	0	0,0	🟢	🟢
Mirabellennektar	200	120	0	0,0	🟢	🟢
Mirabellensaft	200	128	0	0,1	🟢	🟢
Mischgemüse, gedünstet	250	133	4	1,1	🟢	🟡
Mischgemüse in Rahmsoße	250	168	9	5,1	🔴	🔴
Miso	20	23	1	0,2	🟢	🟡
Mispel	25	12	0	0,0	🟢	🟢
Mohn	10	47	4	0,5	🟢	🟡
Mohn-Apfeltorte, Mürbeteig	120	344	19	6,1	🔴	🔴
Mohn, geschrotet	10	48	4	0,5	🟢	🟡
Mohn-Gittertorte, Quarkölteig	80	278	14	4,2	🟡	🟡
Mohnhörnchen	50	166	6	1,3	🟢	🟡
Mohnrolle	100	374	20	8,0	🔴	🔴
Mohnstollen	100	321	15	2,8	🟡	🔴

Produktbezeichnung	Portion in g	kcal pro Portion	Fettp. p. P.	GSF pro Portion	Choles-terin	Fett-index
Möhre	150	32	0	0,0	grün	grün
Möhre, gegart	150	32	0	0,1	grün	grün
Möhre, gesäuert	50	7	0	0,0	grün	grün
Möhre, Konserve, netto	150	32	0	0,1	grün	grün
Möhren, in Butter geschwenkt	250	160	11	6,2	rot	rot
Möhrengemüse, gedünstet	250	103	6	1,5	grün	grün
Möhrengemüse in heller Soße	250	128	6	2,1	grün	gelb
Möhrennusstorte, Biskuit	100	317	17	1,8	rot	gelb
Möhrenrohkost mit Öl	130	69	4	0,5	grün	gelb
Möhrensaft	200	44	0	0,1	grün	grün
Möhrensalat, gegart, mit Öl	150	117	9	1,1	grün	gelb
Mokkacreme	200	380	23	12,9	rot	rot
Mokkacremetorte	100	347	17	6,8	rot	rot
Mokkasahnetorte	100	306	20	12,0	rot	rot
Mokkaspeise	250	335	8	4,6	rot	rot
Molke	200	50	0	0,3	gelb	gelb
Molke mit Früchten	200	130	0	0,3	grün	grün
Molkenpulver	10	35	0	0,1	grün	grün
Moosbeere	125	45	1	0,1	grün	grün
Morchel	100	11	0	0,1	grün	gelb
Morchel, getrocknet	25	25	1	0,2	grün	gelb
Morchel, Konserve, netto	100	11	0	0,1	grün	gelb
Mortadella, fettarm	30	52	3	1,0	rot	rot
Mortadella, i. D.	30	92	9	3,1	rot	rot
Most, Apfelwein	130	56	0	0,0	grün	grün
Mousse au chocolat	200	414	27	16,3	rot	rot
Mozzarella	125	319	25	16,2	rot	rot
Muffins	60	130	2	0,8	grün	gelb
Muffins mit Heidelbeeren	60	169	7	1,8	rot	gelb
Muffins mit Schokolade	60	172	7	2,8	gelb	gelb
Multivitaminnektar mit Süßstoff	200	64	0	0,1	grün	grün
Mungobohne	150	410	2	0,4	grün	grün

Produktbezeichnung	Portion in g	kcal pro Portion	Fettp. p.P.	GSF pro Portion	Choles-terin	Fett-index
Mungobohnensprossen	100	24	0	0,1	grün	grün
Münster 30 % F.i.Tr.	30	72	4	2,5	gelb	gelb
Münster 45 % F.i.Tr.	30	88	7	4,2	rot	rot
Münster 50 % F.i.Tr.	30	94	8	4,7	rot	rot
Mürbeteig	100	479	28	16,5	rot	rot
Musaka	300	417	34	9,6	rot	rot
Muscheln im Weißweinsud	200	118	2	0,5	rot	gelb
Muscheln in Tomatensoße	200	234	18	10,7	rot	rot
Muskatnuss	1	5	0	0,3	grün	gelb
Müsli	40	140	3	0,4	grün	grün
Müsli mit Milch, Zucker und Obst	150	189	3	0,9	grün	grün
Müslikeks, Vollkorn	20	88	5	0,5	grün	grün
Müsliriegel	25	94	5	0,5	grün	grün
Mutzen, rheinisch	50	147	2	0,5	rot	rot
Nährhefe	5	4	0	0,0	grün	grün
Napfkuchen, Hefeteig	100	349	17	4,1	rot	gelb
Napfkuchen mit Rosinen	70	253	11	5,6	rot	rot
Nasi Goreng	550	803	32	22,7	gelb	rot
Natrium-Glutamat	0,5	2	0	0,0	grün	grün
Natto	20	35	2	0,3	grün	gelb
Natursauer, getrocknet	1	3	0	0,0	grün	grün
Nektarine	115	66	0	0,0	grün	grün
Nektarine, gegart	115	68	0	0,0	grün	grün
Nektarine, Konserve, netto	125	108	0	0,0	grün	grün
Nektarinenkonfitüre	25	69	0	0,0	grün	grün
Nektarinennektar	200	134	0	0,0	grün	grün
Nizzaer Salat mit Thunfisch	200	180	12	2,6	rot	gelb
Nougat	25	119	5	0,6	grün	grün
Nougat, Rohmasse	25	128	8	0,9	grün	gelb
Nougatcreme	25	104	2	0,5	grün	grün
Nudelauflauf mit Käse	350	665	41	23,3	rot	rot

N

Produktbezeichnung	Portion in g	kcal pro Portion	Fettp. p. P.	GSF pro Portion	Choles-terin	Fett-index
Nudelauflauf mit Schinken, überbacken	350	536	18	9,4	●○○	●○○
Nudeleintopf mit Huhn und Gemüse	400	384	20	6,7	●○○	●○○
Nudeln, gegart, eifrei	125	188	1	0,1	○○●	○○●
Nudeln, gegart, mit Ei	125	158	1	0,2	●○○	○●○
Nudeln, grün, mit Gorgonzolasoße	250	350	15	8,0	●○○	●○○
Nudeln, selbst gemacht, mit Ei	200	308	9	2,1	●○○	○●○
Nudeln, selbst gemacht	200	276	7	0,8	○○●	○○●
Nudelsalat mit Mayonnaise	350	553	38	6,2	●○○	○●○
Nudelsuppe	330	145	5	2,2	●○○	○●○
Nudelsuppe mit Huhn	350	294	20	7,2	●○○	●○○
Nürnberger Lebkuchen	40	160	6	0,6	○●○	○●○
Nussnougatcreme	25	130	7	4,4	○○●	○●○
Nussnougat-Törtchen, Fertigmischung	60	175	13	3,6	●○○	○●○
Nüsse	20	112	10	1,8	○○●	○○●
Nussecken, Mürbeteig	50	270	18	5,2	○●○	○●○
Nusshörnchen	50	195	11	2,4	●○○	○●○
Nusskuchen	50	228	16	6,2	●○○	●○○
Nusskuchen, Fertigmischung	60	311	20	2,9	○○●	○●○
Nusskuchen, Rührteig	70	319	22	8,7	●○○	●○○
Nussmus	20	130	13	0,9	○○●	○●○
Nussmus, gesalzen	20	127	12	0,9	○○●	○●○
Nussplätzchen	50	233	14	4,0	○●○	○●○
Nussprinten	20	93	4	1,1	○○●	○●○
Nusspudding	250	895	62	8,1	●○○	○●○
Nusssahnetorte	120	415	29	11,7	●○○	●○○
Nussstangen	50	262	16	3,0	●○○	○●○
Nusstaler	50	258	15	5,7	●○○	●○○

Produktbezeichnung	Portion in g	kcal pro Portion	Fettp. p. P.	GSF pro Portion	Choles-terin	Fett-index
Obstessig	15	3	0	0,0	grün	grün
Obstkuchen aus Rührmasse	150	321	14	7,8	rot	rot
Obstkuchen, Fertig-mischung, trocken	60	311	20	2,9	grün	gelb
Obstkuchen, Hefeteig	150	216	5	2,7	rot	rot
Obstkuchen mit Kernobst, Mürbeteig	150	321	14	7,8	rot	rot
Obstkuchen mit Steinobst, Mürbeteig	150	419	25	9,7	rot	rot
Obstmichel mit gemischtem Obst	250	435	17	10,5	rot	rot
Obstmischung, getrocknet	25	72	0	0,0	grün	grün
Obstmischung, Konserve, netto	125	134	0	0,0	grün	grün
Obstmischung, Konfitüre	25	69	0	0,0	grün	grün
Obstmischung, TK	125	111	0	0,1	grün	grün
Obstnektar	200	144	0	0,1	grün	grün
Obstpie, Mürbeteig	150	636	35	21,0	rot	rot
Obstsalat	150	131	0	0,1	grün	grün
Obsttörtchen, Mürbeteig	100	198	10	4,3	gelb	gelb
Obsttorte, Biskuit	100	157	2	0,5	rot	rot
Obsttorte, Mürbeteig	120	238	12	5,1	gelb	gelb
Obsttorte, Rührteig	120	251	11	2,9	rot	gelb
Obstwein	130	86	0	0,0	grün	grün
Ochsenschwanz, gegart	150	332	19	8,4	rot	rot
Ochsenschwanzsuppe, gebunden	350	133	8	3,4	gelb	gelb
Ochsenschwanzsuppe, klar, Trockenprodukt	50	63	3	2,0	rot	rot
Ochsenschwanzsuppe, klar	350	126	7	2,9	rot	rot
Okra	150	30	0	0,1	grün	grün
Okra, gegart	150	30	0	0,1	grün	grün
Okra, Konserve, netto	150	26	0	0,1	grün	grün
Olive, grün	20	26	3	0,4	grün	gelb
Olive, grün, gesäuert	20	29	3	0,4	grün	gelb

Produktbezeichnung	Portion in g	kcal pro Portion	Fettp. p. P.	GSF pro Portion	Choles- terin	Fett- index
Olive, schwarz, frisch	20	69	7	1,1	grün	gelb
Olive, schwarz, gesäuert	20	71	7	1,1	grün	gelb
Olivenöl	12	106	12	1,8	grün	gelb
Olivenpastete	30	83	7	2,5	rot	rot
Omelett	140	273	22	8,5	rot	rot
Orange	150	71	0	0,1	grün	grün
Orangeat	5	15	0	0,0	grün	grün
Orangencreme	150	155	3	0,8	rot	gelb
Orangenessenz	1	0	0	0,0	grün	grün
Orangenflammeri	250	348	7	3,5	rot	rot
Orangenkonfitüre	25	68	0	0,0	grün	grün
Orangenlimonade	200	58	0	0,0	grün	grün
Orangennektar	200	126	0	0,0	grün	grün
Orangennektar mit Süßstoff	200	44	0	0,0	grün	grün
Orangenplätzchen	50	189	2	0,5	rot	gelb
Orangensaft	200	90	0	0,1	grün	grün
Orangenschale	5	6	0	0,0	grün	grün
Orangensorbet	75	104	0	0,0	grün	grün
Oregano	5	3	0	0,0	grün	grün
Oregano, getrocknet	1	3	0	0,0	grün	grün
Ovomaltine	4	15	0	0,1	grün	grün
Paella	550	946	49	14,6	rot	gelb
Pakchoy	150	21	0	0,1	grün	grün
Palatschinken	150	347	13	6,8	rot	rot
Palmenherz	150	54	0	0,0	grün	grün
Palmenherz, gegart	150	47	0	0,0	grün	grün
Palmenherz, Konserve, netto	150	45	0	0,0	grün	grün
Palmfett, Palmöl	20	174	20	9,2	grün	gelb
Pampelmuse	125	58	0	0,0	grün	grün
Pampelmusennektar	200	124	0	0,0	grün	grün
Pampelmusensaft	200	86	0	0,0	grün	grün
Paniermehl	8	29	0	0,0	grün	grün
Papaya	80	10	0	0,0	grün	grün

Produktbezeichnung	Portion in g	kcal pro Portion	Fettp. p. P.	GSF pro Portion	Choles-terin	Fett-index
Papaya, gegart	125	18	0	0,0	○○●	○○●
Papaya, getrocknet	25	47	0	0,1	○○●	○○●
Papaya, Konserve, netto	125	75	0	0,0	○○●	○○●
Papayanektar	200	90	0	0,0	○○●	○○●
Paprika, edelsüß	1	3	0	0,0	○○●	○○●
Paprikabutter	20	145	16	9,8	●○○	●○○
Paprikahuhn mit Soße	250	413	28	9,8	●○○	●○○
Paprikaschote	150	30	0	0,1	○○●	○○●
Paprikaschote, gefüllt mit Hack	300	231	9	3,4	●○○	○●○
Paprikaschote, gesäuert	50	6	0	0,0	○○●	○○●
Paprikaschote, gegart	150	30	0	0,1	○○●	○○●
Paprikaschote, Konserve, netto	150	26	0	0,1	○○●	○○●
Paranuss	20	132	13	3,4	○○●	○○●
Parmesan 30 % F. i. Tr.	30	107	7	4,1	●○○	●○○
Parmesan 40 % F. i. Tr.	30	122	9	5,5	●○○	●○○
Parmesan 45 % F. i. Tr.	30	132	10	6,3	●○○	●○○
Passionsfrucht	125	100	1	0,1	○○●	○○●
Passionsfrucht, Konserve, netto	125	133	0	0,1	○○●	○○●
Passionsfruchtnektar	200	120	0	0,0	○○●	○○●
Pastinake	150	33	1	0,1	○○●	○○●
Pastinake, gegart	150	26	1	0,1	○○●	○○●
Pecannuss	20	138	14	1,2	○○●	○○●
Pecannuss, geröstet	20	143	14	1,2	○○●	○○●
Perlgraupeneintopf	400	324	8	3,4	●○○	●○○
Perlhuhn mit Haut	150	219	11	3,7	●○○	●○○
Perlzwiebel	15	11	0	0,0	○○●	○○●
Perlzwiebel, gesäuert	50	19	0	0,0	○○●	○○●
Perlzwiebel, Konserve, netto	50	31	0	0,0	○○●	○○●
Persipan	15	69	2	0,2	○○●	○○●
Persipan, Rohmasse	15	80	5	0,4	○○●	○○●
Petersilie	5	3	0	0,0	○○●	○○●
Petersilie, getrocknet	1	3	0	0,0	○○●	○○●

Produktbezeichnung	Portion in g	kcal pro Portion	Fettp. p. P.	GSF pro Portion	Choles- terin	Fett- index
Petersilienkartoffeln	250	170	0	0,1	🟢	🟢
Pfälzer Saumagen	30	47	2	0,7	🔴	🟡
Pfannkuchen	250	428	15	5,8	🔴	🟡
Pfannkuchen, gefüllt, mit Blattspinat	250	360	29	16,3	🔴	🔴
Pfannkuchen mit Heidelbeeren	250	383	16	5,4	🔴	🟡
Pfannkuchen mit Quark	250	543	24	9,5	🔴	🔴
Pfannkuchen mit Konfitüre	250	455	23	10,6	🔴	🔴
Pfeffer, schwarz	1	3	0	0,0	🟢	🟢
Pfeffer, weiß	1	3	0	0,0	🟢	🟢
Pfefferkuchen	50	190	5	0,5	🟡	🟡
Pfefferminzbonbon	5	20	0	0,0	🟢	🟢
Pfefferminze	1	0	0	0,0	🟢	🟢
Pfefferminztee	125	1	0	0,0	🟢	🟢
Pfeffernüsse	24	95	1	0,2	🟡	🟡
Pfefferschote	2	1	0	0,0	🟢	🟢
Pfefferschote, getrocknet	2	5	0	0,0	🟢	🟢
Pfefferschote, gesäuert	50	10	0	0,0	🟢	🟢
Pfefferschote, Konserve, netto	50	16	0	0,0	🟢	🟢
Pfefferschote, Pulver	1	3	0	0,0	🟢	🟢
Pfeffersteak mit Soße	250	373	22	10,1	🔴	🔴
Pferdefleisch, gegart, i. D.	150	231	5	2,4	🔴	🔴
Pfifferling	100	11	1	0,1	🟢	🟡
Pfifferling, gedünstet	200	118	7	1,9	🟢	🟡
Pfifferling, getrocknet	25	30	1	0,3	🟢	🟡
Pfifferling, Konserve, netto	100	11	0	0,1	🟢	🟡
Pfirsich	115	47	0	0,0	🟢	🟢
Pfirsich, Konserve, netto	125	95	0	0,0	🟢	🟢
Pfirsichkompott	250	135	0	0,0	🟢	🟢
Pfirsichkonfitüre	25	68	0	0,0	🟢	🟢
Pfirsichnektar	200	120	0	0,0	🟢	🟢
Pfirsichsaft	200	86	0	0,0	🟢	🟢
Pfitzauf	250	468	21	7,1	🔴	🟡

Produktbezeichnung	Portion in g	kcal pro Portion	Fettp. p. P.	GSF pro Portion	Choles-terin	Fett-index
Pflaume	125	59	0	0,0	○○🟢	○○🟢
Pflaume, getrocknet	25	65	0	0,0	○○🟢	○○🟢
Pflaumen, Konserve, netto	125	101	0	0,0	○○🟢	○○🟢
Pflaumenkompott	250	148	0	0,1	○○🟢	○○🟢
Pflaumenkonfitüre	25	68	0	0,0	○○🟢	○○🟢
Pflaumenmus	25	49	0	0,0	○○🟢	○○🟢
Pflaumensaft	200	98	0	0,1	○○🟢	○○🟢
Pflaumenstreuselkuchen, Fertigmischung	150	318	20	8,4	🔴○○	🔴○○
Pichelsteiner	450	279	8	4,1	○🟡○	○🟡○
Pichelsteiner, Konserve	150	111	5	1,9	🔴○○	🔴○○
Pickles, süß-sauer	50	18	0	0,0	○○🟢	○○🟢
Pilaw-Reis	250	605	25	14,6	🔴○○	🔴○○
Pilgermuschel, gegart	180	63	1	0,2	🔴○○	○○🟢
Pilsbier, hell	330	139	0	0,0	○○🟢	○○🟢
Pilze, chinesisch, getrocknet	25	59	0	0,1	○○🟢	○○🟢
Pilzragout, überbacken	250	403	34	17,9	🔴○○	🔴○○
Pilzsoße, dunkel	60	35	2	0,8	○🟡○	○🟡○
Pilzsoße, hell	60	47	3	1,0	○🟡○	○🟡○
Pilzsuppe	320	118	8	2,0	○○🟢	○🟡○
Piment	1	3	0	0,0	○○🟢	○○🟢
Pimpinelle	5	2	0	0,0	○○🟢	○○🟢
Pinienkern	20	115	10	1,2	○○🟢	○○🟢
Pistazie	20	115	10	1,4	○○🟢	○○🟢
Pistazie, geröstet	20	125	11	1,5	○○🟢	○○🟢
Pistazie, geröstet und gesalzen	20	123	11	1,4	○○🟢	○○🟢
Pizza al formaggio	250	710	33	15,6	🔴○○	🔴○○
Pizza ai funghi	250	520	23	3,4	○○🟢	○🟡○
Pizza frutti di mare	250	420	10	1,5	🔴○○	○🟡○
Pizza margherita	250	645	13	3,9	○○🟢	○🟡○
Pizza napoletana	250	618	29	8,1	○○🟢	○🟡○
Pizza quattro stagioni	250	540	13	3,6	○○🟢	○🟡○
Pizza salami	250	660	35	9,9	○○🟢	○🟡○
Pizza siciliana	250	428	22	9,5	○🟡○	○🟡○

Produktbezeichnung	Portion in g	kcal pro Portion	Fettp. p.P.	GSF pro Portion	Choles-terin	Fett-index
Pizza tonno	250	503	25	6,3	🟢	🟡
Plätzchen, gefüllt	50	198	9	3,9	🔴	🔴
Plätzchen, Mürbeteig	50	245	13	6,2	🔴	🔴
Plätzchen, Rührteig	50	158	4	1,2	🔴	🟡
Plockwurst	30	130	11	4,1	🔴	🔴
Plumpudding	250	660	31	10,7	🔴	🟡
Plunderkranz	100	393	22	9,7	🔴	🔴
Pökelfleisch	30	41	2	0,9	🔴	🔴
Polenta	250	348	23	13,3	🔴	🔴
Pommes frites, frittiert	150	186	8	0,9	🟢	🟢
Pommes frites mit Ketchup	150	159	6	2,3	🟢	🟡
Pommes frites mit Mayonnaise	150	278	21	4,2	🟡	🟡
Porree	150	39	1	0,1	🟢	🟢
Porree, gegart	150	35	1	0,1	🟢	🟢
Portulak	150	41	1	0,1	🟢	🟢
Portulak, gegart	150	35	1	0,1	🟢	🟢
Portulak, gesäuert	50	7	0	0,0	🟢	🟢
Portulak, Konserve, netto	150	33	0	0,1	🟢	🟢
Portwein	50	77	0	0,0	🟢	🟢
Pottasche	1	2	0	0,0	🟢	🟢
Poularde	150	360	28	9,3	🔴	🔴
Pralinen, gefüllt, mit Alkohol	12	46	1	0,4	🟢	🟡
Pralinen, gefüllt, alkoholfrei, flüssig	12	49	1	0,4	🟢	🟡
Pralinen mit Fruchtcreme	12	42	1	0,4	🟢	🟡
Pralinen mit Marzipan	12	60	4	0,7	🟢	🟡
Pralinen mit Nüssen	12	55	2	0,7	🟢	🟡
Pralinen mit Trüffel	12	62	4	2,3	🟢	🟡
Preiselbeere	125	49	1	0,0	🟢	🟢
Preiselbeere, gegart	125	51	1	0,0	🟢	🟢
Preiselbeere, Konserve, netto	125	95	1	0,0	🟢	🟢
Preiselbeerkompott	250	308	1	0,0	🟢	🟢
Preiselbeerkonfitüre	25	68	0	0,0	🟢	🟢

Produktbezeichnung	Portion in g	kcal pro Portion	Fettp. p.P.	GSF pro Portion	Cholesterin	Fett-index
Preiselbeersaft	200	82	1	0,0	⚪⚪🟢	⚪⚪🟢
Preiselbeersoße	60	35	0	0,0	⚪⚪🟢	⚪⚪🟢
Presssäckel	30	86	7	2,6	🔴⚪⚪	🔴⚪⚪
Printen	20	93	4	1,1	⚪⚪🟢	⚪🟡⚪
Prinzregententorte	100	386	26	15,3	🔴⚪⚪	🔴⚪⚪
Provolone 45 % F. i. Tr.	30	102	8	4,8	🔴⚪⚪	🔴⚪⚪
Puddingpulver	3	11	0	0,0	⚪⚪🟢	⚪⚪🟢
Puffreis	50	195	1	0,3	⚪⚪🟢	⚪⚪🟢
Puffreis mit Zucker und Honig	50	192	1	0,2	⚪⚪🟢	⚪⚪🟢
Pumpernickel	40	75	0	0,1	⚪⚪🟢	⚪⚪🟢
Punschbowle	200	216	0	0,0	⚪⚪🟢	⚪⚪🟢
Pute, gegart	150	321	22	7,4	🔴⚪⚪	🔴⚪⚪
Pute mit Haut, gegart	150	380	24	8,1	🔴⚪⚪	🔴⚪⚪
Putenbrust	150	161	1	0,5	🔴⚪⚪	⚪🟡⚪
Putenbrust, gebraten, mit Gemüsesoße	250	170	4	2,8	🔴⚪⚪	🔴⚪⚪
Putenragout	350	483	33	11,4	🔴⚪⚪	🔴⚪⚪
Putenschenkel, gegart	150	284	15	4,8	🔴⚪⚪	🔴⚪⚪
Quark 10 % F. i. Tr.	30	25	1	0,4	⚪🟡⚪	⚪🟡⚪
Quark 20 % F. i. Tr.	30	30	1	0,8	🔴⚪⚪	🔴⚪⚪
Quark 30 % F. i. Tr.	30	37	2	1,3	🔴⚪⚪	🔴⚪⚪
Quark 40 % F. i. Tr.	30	43	3	1,9	🔴⚪⚪	🔴⚪⚪
Quark-Apfel-Torte	120	204	7	1,7	🔴⚪⚪	⚪🟡⚪
Quark, Magerstufe	30	23	0	0,0	⚪⚪🟢	⚪⚪🟢
Quark mit Früchten 10 % Fett	100	106	1	0,8	⚪⚪🟢	⚪🟡⚪
Quark mit Früchten 20 % Fett	100	112	2	1,4	🟡🟡⚪	⚪🟡⚪
Quark mit Früchten 40 % Fett	100	129	5	2,8	⚪🟡⚪	🔴⚪⚪
Quark mit Früchten Magerstufe	100	103	1	0,4	⚪⚪🟢	⚪⚪🟢
Quarkklöße	150	354	14	7,8	🔴⚪⚪	🔴⚪⚪
Quarkklöße (Zimt, Zucker, Kirschkompott)	300	222	6	1,6	🔴⚪⚪	⚪🟡⚪

Q

91

Produktbezeichnung	Portion in g	kcal pro Portion	Fettp. p. P.	GSF pro Portion	Choles-terin	Fett-index
Quarkknödel	250	468	30	15,8	● rot	● rot
Quarkkrapfen	250	778	51	29,7	● rot	● rot
Quarkplinsen	200	436	23	14,6	● rot	● rot
Quarkpudding	250	543	27	17,6	● rot	● rot
Quarkspeise mit Erdbeeren	250	250	2	0,9	● grün	● grün
Quarkstrudel	150	336	12	3,1	● rot	● gelb
Quarktasche, Quarkölteig	80	234	10	1,5	● rot	● gelb
Quarktasche	50	126	3	0,7	● gelb	● gelb
Quiche lorraine	250	725	53	29,2	● rot	● rot
Quitte	125	49	1	0,0	● grün	● grün
Quitte, gegart	125	51	1	0,0	● grün	● grün
Quittenkompott	250	95	1	0,0	● grün	● grün
Quittenkonfitüre	25	68	0	0,0	● grün	● grün

R

Produktbezeichnung	Portion in g	kcal pro Portion	Fettp. p. P.	GSF pro Portion	Choles-terin	Fett-index
Radicchio	50	7	0	0,0	● grün	● grün
Radieschen	100	15	0	0,0	● grün	● grün
Ragout fin	180	268	16	7,6	● rot	● rot
Ragout fin, Konserve	150	200	11	4,1	● rot	● rot
Rahmsoße, Salatsoße	60	76	6	3,5	● rot	● rot
Rahmspinat	150	119	11	6,3	● rot	● rot
Rahmwirsingkohl mit Soße	250	180	14	8,0	● rot	● rot
Rapsöl	12	105	12	0,9	● grün	● grün
Raquelette 50 % F. i. Tr.	30	103	8	5,1	● rot	● rot
Ratatouille	350	119	7	0,9	● grün	● gelb
Rauchfleisch	30	39	2	0,8	● rot	● rot
Ravioli mit Gemüse-Käse-Füllung	200	434	27	15,6	● rot	● rot
Ravioli mit Gemüse	250	343	16	9,1	● rot	● rot
Rebhuhn	150	333	14	3,4	● rot	● gelb
Reh, gegart, i. D.	150	240	6	2,8	● rot	● rot
Rehkeule mit Preiselbeersoße	350	620	30	13,7	● rot	● rot
Rehpfeffer	400	788	57	28,0	● rot	● rot
Rehrücken	100	427	24	8,0	● rot	● rot

Produktbezeichnung	Portion in g	kcal pro Portion	Fettp. p. P.	GSF pro Portion	Cholesterin	Fettindex
Rehrücken mit Soße und Birne	300	546	25	8,5	rot (links)	gelb (Mitte)
Reibekuchen	200	290	15	3,9	rot (links)	gelb (Mitte)
Reineclaude	125	79	0	0,0	grün (rechts)	grün (rechts)
Reineclaude, gegart	125	83	0	0,0	grün (rechts)	grün (rechts)
Reineclaude, Konserve, netto	125	114	0	0,0	grün (rechts)	grün (rechts)
Reineclaudenkonfitüre	25	70	0	0,0	grün (rechts)	grün (rechts)
Reis, geschält	60	209	0	0,1	grün (rechts)	grün (rechts)
Reis, geschält, gegart	180	167	0	0,1	grün (rechts)	grün (rechts)
Reis, Kaiserin Art	250	323	3	1,6	grün (rechts)	grün (rechts)
Reis, parboiled	60	211	0	0,1	grün (rechts)	grün (rechts)
Reis, parboiled, gegart	180	194	0	0,1	grün (rechts)	grün (rechts)
Reis, Trauttmansdorff	150	273	10	5,9	gelb (links)	rot (links)
Reis, ungeschält	60	209	1	0,3	grün (rechts)	grün (rechts)
Reis, ungeschält, gegart	180	202	1	0,4	grün (rechts)	grün (rechts)
Reisauflauf mit Käse und Schinken	350	714	29	17,9	rot (links)	rot (links)
Reisbrei	250	310	11	6,5	grün (rechts)	rot (links)
Reiscrispies	50	189	0	0,1	grün (rechts)	grün (rechts)
Reisfleisch	550	682	20	6,6	rot (links)	rot (links)
Reismehl	10	35	0	0,0	grün (rechts)	grün (rechts)
Reispudding	3	12	0	0,0	grün (rechts)	grün (rechts)
Reispudding, englisch	350	480	17	9,1	rot (links)	rot (links)
Reissalat mit Äpfeln und Curry	170	163	2	0,3	grün (rechts)	grün (rechts)
Reissalat mit Mayonnaise	170	179	7	1,2	gelb (Mitte)	gelb (Mitte)
Reissalat mit Thunfisch und Tomaten	200	208	7	2,0	rot (links)	gelb (Mitte)
Reisstärke	20	70	0	0,0	grün (rechts)	grün (rechts)
Reisvollkornbrot	50	108	1	0,1	grün (rechts)	grün (rechts)
Remoulade 65 % Fett	15	96	10	4,3	rot (links)	rot (links)
Remouladensoße	60	383	42	5,3	rot (links)	gelb (Mitte)
Rettich, gegart	150	17	0	0,0	grün (rechts)	grün (rechts)
Rettich-Trunk	200	10	0	0,0	grün (rechts)	grün (rechts)
Rettich, weiß, rot, schwarz	150	21	0	0,0	grün (rechts)	grün (rechts)
Rhabarber, gegart	150	21	0	0,0	grün (rechts)	grün (rechts)

Produktbezeichnung	Portion in g	kcal pro Portion	Fettp. p.P.	GSF pro Portion	Cholesterin	Fettindex
Rhabarberkaltschale	350	273	0	0,1	grün	grün
Rhabarberkompott	250	235	0	0,0	grün	grün
Rhabarberkuchen mit Baiser	120	217	12	6,9	rot	rot
Rhabarbernektar	200	104	0	0,0	grün	grün
Rhabarbersaft	200	92	0	0,0	grün	grün
Rheinische Bratwurst	150	408	38	13,5	rot	rot
Ricotta 30 % F.i.Tr.	30	36	2	1,4	rot	rot
Ricotta 45 % F.i.Tr.	30	49	4	2,4	rot	rot
Ricotta 60 % F.i.Tr.	30	52	5	2,7	rot	rot
Riesengamelen, gegrillt	300	426	16	2,4	rot	gelb
Riesenscampi, vom Grill	300	444	18	2,8	rot	gelb
Rind, Kochfleisch, ma., gegart	125	284	16	6,9	rot	rot
Rind, Kochfleisch, mf., gegart	125	331	22	9,6	rot	rot
Rinderbierschinken	30	58	4	1,4	rot	rot
Rinderbraten, gegart	125	196	6	2,6	rot	gelb
Rinderbraten, mit Soße	350	515	39	15,8	rot	rot
Rinderbrust, Spannrippe, fe., gegart	125	343	25	10,5	rot	rot
Rinderfilet, gegart	125	190	4	2,0	rot	rot
Rinderfilet mit Soße	200	196	9	3,6	rot	rot
Rindergulasch, Konserve	150	188	9	3,9	rot	rot
Rindergulasch, mf., gegart	150	270	12	5,0	rot	rot
Rindergulasch mit Soße	400	400	24	10,4	rot	rot
Rindergulasch, ungarisch	400	464	31	13,7	rot	rot
Rinderkeule, ma., gegart	150	227	6	2,5	rot	rot
Rinderkeule, mf., gegart	150	261	10	4,4	rot	rot
Rinderkotelett, ma., gegart	150	242	6	2,6	rot	rot
Rinderkotelett, mf., gegart	150	275	13	5,5	rot	rot
Rinderleber, gegart	125	184	4	1,6	rot	rot
Rinderleberragout mit Äpfeln	300	360	20	14,3	rot	rot
Rinderlende, gegart	125	190	4	2,0	rot	rot
Rindermark	125	1046	118	49,7	gelb	gelb

Produktbezeichnung	Portion in g	kcal pro Portion	Fettp. p. P.	GSF pro Portion	Cholesterin	Fett-index
Rindernacken, Kamm, mf., gegart	150	275	13	5,5	🔴⚪⚪	🔴⚪⚪
Rindernacken, Kamm, ma.	150	224	12	5,3	🔴⚪⚪	🔴⚪⚪
Rinderroulade, Konserve	150	186	10	3,9	🔴⚪⚪	🔴⚪⚪
Rinderroulade, ma., gegart	150	227	6	2,5	🔴⚪⚪	🔴⚪⚪
Rinderroulade, mf., gegart	150	261	10	4,4	🔴⚪⚪	🔴⚪⚪
Rinderroulade mit Soße	400	496	35	15,0	🔴⚪⚪	🔴⚪⚪
Rinderrücken, Roastbeef	125	163	6	2,4	🔴⚪⚪	⚪🟡⚪
Rinderrücken, Roastbeef, gegart	125	201	5	2,2	🔴⚪⚪	🔴⚪⚪
Rinderschmorbraten mit Soße	350	378	23	10,1	🔴⚪⚪	🔴⚪⚪
Rinderschulter, Bug, ma., gegart	125	196	6	2,6	🔴⚪⚪	⚪🟡⚪
Rinderspieß mit Zwiebeln	350	571	29	10,6	🔴⚪⚪	🔴⚪⚪
Rindersteak, ma., gegart	150	242	6	2,6	🔴⚪⚪	🔴⚪⚪
Rindersteak, mf., gegart	150	263	9	3,7	🔴⚪⚪	⚪🟡⚪
Rindersteak mit Kräuterbutter	250	713	52	29,3	🔴⚪⚪	🔴⚪⚪
Rindertalg	15	129	15	6,2	⚪🟡⚪	⚪🟡⚪
Rinderzunge, gegart	125	235	14	5,2	🔴⚪⚪	🔴⚪⚪
Rindfleisch, gegart	150	270	12	5,0	🔴⚪⚪	🔴⚪⚪
Rindfleisch, Konserve	150	225	11	4,9	🔴⚪⚪	🔴⚪⚪
Rindfleischbrühe mit Ei	330	244	15	5,4	🔴⚪⚪	🔴⚪⚪
Rindfleischsalat mit Öl	100	244	18	3,8	🔴⚪⚪	⚪🟡⚪
Rindfleischsülze	30	42	1	0,5	🔴⚪⚪	⚪🟡⚪
Rindfleischsuppe, Brühwürfel	5	7	0	0,1	⚪⚪🟢	⚪🟡⚪
Rippchen, gekocht	250	415	23	8,3	🔴⚪⚪	🔴⚪⚪
Risi Bisi, Erbsenreis	250	228	3	0,7	⚪⚪🟢	⚪⚪🟢
Risotto mit Butter und Parmesankäse	250	510	25	12,6	🔴⚪⚪	🔴⚪⚪
Roastbeef, englisch	250	518	24	10,5	🔴⚪⚪	🔴⚪⚪
Roastbeef, gebraten, mit Speck	300	603	33	13,4	🔴⚪⚪	🔴⚪⚪
Rodonkuchen	70	251	12	6,6	🔴⚪⚪	🔴⚪⚪
Roggen, Vollkorn	40	118	1	0,1	⚪⚪🟢	⚪⚪🟢

Produktbezeichnung	Portion in g	kcal pro Portion	Fettp. p.P.	GSF pro Portion	Cholesterin	Fettindex
Roggen, Vollkorn, gegart	180	169	1	0,1	grün	grün
Roggenbrötchen	60	134	1	0,1	grün	grün
Roggenflocken	40	118	1	0,1	grün	grün
Roggenkeime	10	34	1	0,2	grün	grün
Roggenmehl Typ 1150	10	32	0	0,0	grün	grün
Roggenmehl Typ 815	10	32	0	0,0	grün	grün
Roggenmehl Typ 997	10	32	0	0,0	grün	grün
Roggenmischbrot	45	95	0	0,1	grün	grün
Roggenmischbrot mit Sonnenblumenkernen	45	102	1	0,2	grün	grün
Roggenmischbrot mit Leinsamen	45	98	1	0,1	grün	grün
Roggenschrot Typ 1800	40	117	1	0,1	grün	grün
Roggenvollkornschrotbrot	50	93	0	0,1	grün	grün
Roggenvollkornbrot	50	94	0	0,1	grün	grün
Rohkost mit Weizenkeimlingen	250	225	6	2,0	grün	gelb
Rohkostsalat mit Sahne	150	75	6	0,7	grün	gelb
Rohkostsalat mit Joghurt	150	33	1	0,5	gelb	gelb
Rohkostsalat mit Dressing	150	35	1	0,6	gelb	rot
Rohkostsalat mit Öl	150	47	3	0,3	grün	gelb
Rohrnudeln	150	699	59	35,1	rot	rot
Rollmöpse	80	107	8	2,9	rot	rot
Romadur 20 % F. i. Tr.	30	54	3	1,6	gelb	gelb
Romadur 30 % F. i. Tr.	30	67	4	2,5	rot	rot
Romadur 40 % F. i. Tr.	30	82	6	3,6	rot	rot
Romadur 45 % F. i. Tr.	30	88	7	4,2	rot	rot
Romadur 50 % F. i. Tr.	30	94	8	4,7	rot	rot
Romadur 60 % F. i. Tr.	30	113	10	6,3	rot	rot
Romanosalat	50	8	0	0,0	grün	grün
Roquefort	30	108	9	6,0	rot	rot
Roquefort-Dressing	60	249	25	8,2	gelb	gelb
Rosenkohl	150	54	1	0,1	grün	grün
Rosenkohl, gedünstet	250	163	9	7,1	grün	gelb
Rosenkohl, gegart	150	42	0	0,1	grün	grün

Produktbezeichnung	Portion in g	kcal pro Portion	Fettp. p. P.	GSF pro Portion	Cholesterin	Fett-index
Rosenkuchen, Hefeteig	100	374	16	4,9	🟡	🟡
Rosenpaprika	1	3	0	0,0	🟢	🟢
Rosine	25	75	0	0,1	🟢	🟢
Rosinenbrot	30	72	0	0,1	🟢	🟢
Rosinenbrötchen	45	114	1	0,1	🟢	🟢
Rosinenkuchen	70	214	6	3,2	🔴	🔴
Rosmarin	5	3	0	0,0	🟢	🟢
Rosmarin, getrocknet	1	3	0	0,0	🟢	🟢
Rostbratwurst	150	494	44	15,9	🔴	🔴
Röstbrotwürfel	20	55	0	0,0	🟢	🟢
Röstgemüse	5	20	2	0,3	🟢	🟡
Rösti	250	313	17	9,7	🔴	🔴
Rotbarsch, gegart	180	101	3	0,7	🔴	🟡
Rotbarsch, geräuchert	75	86	3	0,6	🔴	🟡
Rotbarsch in Dillsoße	250	303	14	3,8	🔴	🟡
Rotbarsch, paniert	200	360	18	4,3	🔴	🟡
Rotbarschfilet	150	161	5	1,1	🔴	🟡
Rotbarschfilet, gegart	150	188	6	1,4	🔴	🟡
Rotbarschfilet in Soße	250	293	16	7,6	🔴	🔴
Rote Bete	150	63	0	0,0	🟢	🟢
Rote Bete, gedünstet	250	148	6	2,4	🟢	🟡
Rote Bete, gegart	150	48	0	0,0	🟢	🟢
Rote Bete, Konserve, netto	150	51	0	0,0	🟢	🟢
Rote-Bete-Salat, gegart, mit Öl	150	72	2	0,3	🟢	🟢
Rote Bete, sauer	50	15	0	0,0	🟢	🟢
Rote-Bete-Trunk	200	28	0	0,0	🟢	🟢
Rote Grütze aus Fruchtsaft	250	248	0	0,0	🟢	🟢
Rotkappe	100	14	1	0,2	🟢	🟡
Rotkohl	150	35	0	0,0	🟢	🟢
Rotkohl, gegart	150	27	0	0,0	🟢	🟢
Rotkohl, gesäuert	50	6	0	0,0	🟢	🟢
Rotkohl, Konserve, netto	150	29	0	0,0	🟢	🟢
Rotkohl mit Äpfeln	200	112	6	2,2	🟢	🟡
Rotwein-Punsch	200	300	0	0,0	🟢	🟢

Produktbezeichnung	Portion in g	kcal pro Portion	Fettp. p. P.	GSF pro Portion	Choles-terin	Fett-index
Rotwein, Qualitätswein	130	86	0	0,0	grün	grün
Rotwein, schwer	130	101	0	0,0	grün	grün
Rotweinmarinade, Salatsoße	45	182	19	2,2	grün	gelb
Rotweinsoße	60	34	2	0,7	gelb	gelb
Rotweinsoße, süß	60	44	0	0,0	grün	grün
Rotwurst	30	52	3	1,1	rot	rot
Rückenspeck, Schwein	30	209	23	8,3	gelb	gelb
Rührei	120	197	15	5,9	rot	rot
Rührei mit Käse und Schinken	170	325	25	10,3	rot	rot
Rührei mit Pfifferlingen	120	149	11	4,3	rot	rot
Rührei mit Räucherfisch	250	345	20	5,9	rot	rot
Rührei mit Speck	200	364	29	11,0	rot	rot
Rührei mit Steinpilzen	290	334	24	9,7	rot	rot
Rum	20	46	0	0,0	grün	grün
Rumkugeln	20	81	2	1,2	grün	gelb
Rumpsteak mit Zwiebeln	300	429	12	5,0	rot	gelb
Rumsoße	60	61	2	1,2	rot	rot
Rumtopf	250	408	0	0,1	grün	rot
Russisch Brot	5	19	0	0,0	grün	grün
Russische Creme mit Schlagsahne	150	323	14	7,6	rot	rot
S Saccharin-Cyclamat-Tabletten	0,5	1	0	0,0	grün	grün
Saccharin-Tabletten	0,5	1	0	0,0	grün	grün
Sachertorte	120	404	17	9,1	rot	rot
Safran	1	3	0	0,0	grün	grün
Sago	10	34	0	0,0	grün	grün
Sahne 30 % Fett	25	72	8	4,6	rot	rot
Sahne-Dressing	60	88	8	4,5	rot	rot
Sahnefruchteis	100	186	9	5,3	rot	rot
Sahnekaramellen	5	18	0	0,1	grün	gelb
Sahnemokkaeis	100	222	15	8,5	rot	rot
Sahneschokoladeneis	100	258	17	9,8	rot	rot

Produktbezeichnung	Portion in g	kcal pro Portion	Fettp. p. P.	GSF pro Portion	Choles-terin	Fett-index
Sahnesoße, hell	60	52	3	1,5	🟡⚪⚪	🟡⚪⚪
Sahnesoße, süß	60	183	15	9,4	🔴⚪⚪	🔴⚪⚪
Sahnestandmittel	1	4	0	0,0	⚪⚪🟢	⚪⚪🟢
Sahnevanilleeis mit Curacao	100	225	14	8,1	🔴⚪⚪	🔴⚪⚪
Sahnevanilleeis mit Schokoladensoße	130	346	25	14,5	🔴⚪⚪	🔴⚪⚪
Salami	30	108	9	3,4	🔴⚪⚪	🔴⚪⚪
Salami, italienisch	30	99	8	3,0	🔴⚪⚪	🔴⚪⚪
Salami, ungarisch	30	110	10	3,5	🔴⚪⚪	🔴⚪⚪
Salanaise Salatcreme 25 % Fett	15	41	4	1,7	🟡⚪⚪	⚪🟡⚪
Salatmayonnaise	48	189	19	2,6	🔴⚪⚪	⚪🟡⚪
Salatmayonnaise 50 % Fett	15	72	8	3,5	⚪🟡⚪	⚪🟡⚪
Salbei	5	3	0	0,1	⚪⚪🟢	⚪⚪🟢
Salbei, getrocknet	1	3	0	0,1	⚪⚪🟢	⚪⚪🟢
Salzburger Nockerln	200	422	23	9,5	🔴⚪⚪	🔴⚪⚪
Salzgebäck	25	87	0	0,0	⚪⚪🟢	⚪⚪🟢
Salzkartoffeln	250	170	0	0,1	⚪⚪🟢	⚪⚪🟢
Salzstangen	30	104	0	0,0	⚪⚪🟢	⚪⚪🟢
Sambal Oelek	20	28	1	0,1	⚪⚪🟢	⚪⚪🟢
Sanddornbeere	125	118	9	0,5	⚪⚪🟢	⚪⚪🟢
Sanddornbeere, gegart	125	123	9	0,6	⚪⚪🟢	⚪⚪🟢
Sanddornbeere, Konzentrat	5	20	1	0,1	⚪⚪🟢	⚪⚪🟢
Sanddornkonfitüre	25	73	1	0,0	⚪⚪🟢	⚪⚪🟢
Sanddornsaft	200	174	12	0,7	⚪⚪🟢	⚪⚪🟢
Sandkuchen	70	308	19	11,0	🔴⚪⚪	🔴⚪⚪
Sandwich mit Geflügel-salat	50	121	3	1,3	⚪🟡⚪	⚪🟡⚪
Sandwich mit Thunfisch und Salat	70	186	11	4,6	🔴⚪⚪	🔴⚪⚪
Sandwich mit Tomate und Mozzarella	70	127	6	3,1	🔴⚪⚪	🔴⚪⚪
Sardelle, gesalzen	75	71	2	0,6	🔴⚪⚪	⚪🟡⚪
Sardelle, Konserve, netto	65	66	1	0,5	⚪🟡⚪	⚪🟡⚪

Produktbezeichnung	Portion in g	kcal pro Portion	Fettp. p. P.	GSF pro Portion	Choles-terin	Fett-index
Sardellenpaste	15	29	2	0,3	🟡	🟡
Sardine, gegart	180	139	5	1,8	🟡	🟡
Sardine, geräuchert	75	95	4	1,2	🟡	🟡
Sardine, Konserve in Öl, netto	60	100	7	1,0	🟡	🟡
Sardinenfilet, gegart	150	207	8	2,7	🔴	🟡
Sauce Béarnaise	60	251	27	15,9	🔴	🔴
Sauce Hollandaise, Konserve	50	56	4	1,9	🔴	🔴
Sauerampfer	150	33	1	0,1	🟢	🟢
Sauerampfer, getrocknet	1	2	0	0,0	🟢	🟢
Sauerbraten mit Soße und Gemüse	350	399	26	11,2	🔴	🔴
Sauerbraten, rheinisch, mit Soße	350	326	13	4,5	🔴	🟡
Sauerkirschkompott	250	203	1	0,2	🟢	🟢
Sauerkraut, gegart	150	26	0	0,1	🟢	🟢
Sauerkraut	150	26	0	0,1	🟢	🟢
Sauerkraut, Konserve, netto	150	24	0	0,1	🟢	🟢
Sauerkrauteintopf mit Schwein	450	234	8	2,7	🔴	🟡
Sauerkrautpirogge mit gekochten Eiern	200	340	17	4,7	🔴	🟡
Sauerkrautsuppe mit Paprikaschoten	350	119	8	4,7	🔴	🔴
Sauerkrauttrunk	200	12	0	0,0	🟢	🟢
Sauermilchkäse, Magerstufe	30	39	0	0,1	🟢	🟢
Sauermolke	200	46	0	0,2	🟢	🟢
Saure Sahne 10 % Fett	25	29	3	1,5	🔴	🔴
Savarin	150	380	16	4,3	🔴	🟡
Scampi in Tomatensoße	200	182	8	2,1	🔴	🟡
Schaffleisch, ma., gegart	150	270	12	4,7	🔴	🔴
Schaffleisch, mf., gegart	150	405	30	13,2	🔴	🔴
Schalerbse	150	123	1	0,3	🟢	🟢
Schalotte	30	7	0	0,0	🟢	🟢

Produktbezeichnung	Portion in g	kcal pro Portion	Fettp. p.P.	GSF pro Portion	Choles-terin	Fett-index
Schaschlik-Grillsoße	20	15	0	0,2	○○● (grün)	○●○ (gelb)
Schaschlik mit Pommes frites und Ketchup	270	362	16	5,5	●○○ (rot)	○●○ (gelb)
Schaumdessert-Pulver Vanille	3	11	0	0,0	○○● (grün)	○○● (grün)
Schaumdessert-Pulver Schokolade	3	11	0	0,0	○○● (grün)	○○● (grün)
Scheiblette	30	81	6	3,6	●○○ (rot)	●○○ (rot)
Schellfisch, gegart	180	88	1	0,1	●○○ (rot)	○●○ (gelb)
Schellfisch, gekocht	200	180	1	0,3	●○○ (rot)	○●○ (gelb)
Schellfischfilet	150	117	1	0,2	●○○ (rot)	○●○ (gelb)
Schellfischfilet, gegart	150	137	1	0,2	●○○ (rot)	○●○ (gelb)
Schichtkäse 10 % F.i.Tr.	30	26	1	0,4	○●○ (gelb)	●○○ (rot)
Schichtkäse 20 % F.i.Tr.	30	30	1	0,8	●○○ (rot)	●○○ (rot)
Schichtkäse 30 % F.i.Tr.	30	34	2	1,1	●○○ (rot)	●○○ (rot)
Schichtkäse 40 % F.i.Tr.	30	44	3	1,9	●○○ (rot)	●○○ (rot)
Schillerlocke, geräuchert	75	122	7	1,3	●○○ (rot)	○●○ (gelb)
Schinken, gekocht	30	34	1	0,4	●○○ (rot)	○●○ (gelb)
Schinken, gekocht, geräuchert	30	36	1	0,5	●○○ (rot)	○●○ (gelb)
Schinken-Käse-Toast	100	230	14	7,8	●○○ (rot)	●○○ (rot)
Schinken, roh, geräuchert	30	35	1	0,5	●○○ (rot)	○●○ (gelb)
Schinkenfleckerln	350	907	48	24,4	●○○ (rot)	●○○ (rot)
Schinkenhörnchen	70	373	29	16,1	●○○ (rot)	●○○ (rot)
Schinkenmettwurst	30	107	10	3,5	●○○ (rot)	●○○ (rot)
Schinkenplockwurst	30	119	10	3,5	●○○ (rot)	●○○ (rot)
Schinkenröllchen in Aspik	30	33	1	0,4	●○○ (rot)	○●○ (gelb)
Schinkenspeck	30	46	2	0,8	●○○ (rot)	●○○ (rot)
Schinkenspeck, ungeräuchert	30	46	2	0,8	●○○ (rot)	●○○ (rot)
Schinkenwurst Krakauer Art	150	456	40	14,4	●○○ (rot)	●○○ (rot)
Schinkenwurst	150	440	38	13,6	●○○ (rot)	●○○ (rot)
Schlachtplatte mit Sauerkraut	500	615	48	17,4	●○○ (rot)	●○○ (rot)
Schlehe	125	86	1	0,1	○○● (grün)	○○● (grün)

Produktbezeichnung	Portion in g	kcal pro Portion	Fettp. p. P.	GSF pro Portion	Choles-terin	Fett-index
Schleie, gegart	180	61	1	0,1	●○○	○●○
Schleie, gekocht	200	162	1	0,2	●○○	○●○
Schleie, paniert	200	332	14	6,9	●○○	●○○
Schleienfilet, gebraten	150	134	1	0,2	●○○	○●○
Schlesisches Himmelreich	400	504	24	8,2	○○●	○●○
Schlüterbrot	45	85	0	0,1	○○●	○○●
Schmand 20 % Fett	25	51	5	3,0	●○○	●○○
Schmelzkäse 10 % F. i. Tr.	30	38	1	0,7	○●○	○●○
Schmelzkäse 20 % F. i. Tr.	30	57	3	1,8	○●○	○●○
Schmelzkäse 30 % F. i. Tr.	30	63	4	2,5	●○○	●○○
Schmelzkäse 40 % F. i. Tr.	30	75	6	3,5	●○○	●○○
Schmelzkäse 45 % F. i. Tr.	30	86	7	4,1	●○○	●○○
Schmelzkäse mit Pilzen 30 % F. i. Tr.	30	56	3	2,0	●○○	●○○
Schmierwurst, fette Mettwurst	30	115	11	4,0	●○○	●○○
Schmorgurken, gefüllt mit Hack	250	143	8	4,3	●○○	●○○
Schmorgurkengemüse	250	68	4	1,2	○○●	○●○
Schnecken Burgunder Art	180	412	41	24,2	●○○	●○○
Schnecken, gegart	50	32	0	0,0	●○○	○○●
Schnittkäse 30 % F. i. Tr.	30	77	5	2,9	●○○	●○○
Schnittkäse 40 % F. i. Tr.	30	94	7	4,2	●○○	●○○
Schnittkäse 45 % F. i. Tr.	30	103	8	4,9	●○○	●○○
Schnittkäse 50 % F. i. Tr.	30	107	9	5,5	●○○	●○○
Schnittlauch	5	1	0	0,0	○○●	○○●
Schnittlauch, getrocknet	1	2	0	0,0	○○●	○○●
Schnittlauchquark, mager	90	61	1	0,4	○○●	○○●
Schnittlauchquark	90	103	7	4,3	●○○	●○○
Schnittsalat	50	10	0	0,0	○○●	○○●
Schokolade	20	107	6	3,8	○○●	○●○
Schokolade Blätter-krokant	20	101	6	0,7	○○●	○●○
Schokolade Crunch	20	104	7	3,6	○○●	○●○
Schokolade Erdnuss	20	104	6	3,6	○○●	○●○
Schokolade Fruchtcreme	20	70	1	0,7	○○●	○●○

Produktbezeichnung	Portion in g	kcal pro Portion	Fettp. p. P.	GSF pro Portion	Cholesterin	Fettindex
Schokolade Joghurt	20	70	1	0,8	○○●	○●○
Schokolade Kokosnuss	20	82	3	2,1	○○●	●○○
Schokolade Mandel-Nougat	20	104	7	3,7	○○●	○●○
Schokolade Mandel	20	104	6	3,6	○○●	○●○
Schokolade Marzipan	20	100	6	1,2	○○●	○●○
Schokolade mit Alkohol	20	69	1	0,7	○○●	○●○
Schokolade Mokka	20	104	6	3,7	○○●	○●○
Schokolade Mokka-Sahne	20	109	7	4,0	○○●	○●○
Schokolade Noisette	20	109	7	3,9	○○●	○●○
Schokolade Nougat	20	103	6	3,6	○○●	○●○
Schokolade Nuss	20	87	3	0,8	○○●	○●○
Schokolade Sahne	20	98	5	2,9	○○●	○●○
Schokolade Trauben-Nuss	20	87	3	0,8	○○●	○●○
Schokolade Trüffel	20	104	6	3,8	○○●	○●○
Schokolade Vollmilch-Nuss	20	104	6	3,6	○○●	○●○
Schokolade, weiß	20	108	6	3,6	○○●	○●○
Schokoladen-buttercremetorte	100	315	18	10,3	●○○	●○○
Schokoladencreme	200	352	19	10,4	●○○	●○○
Schokoladendragees	25	93	1	0,7	○○●	○●○
Schokoladeneis	100	191	10	5,0	●○○	●○○
Schokoladenflammeri	250	178	5	3,1	●○○	●○○
Schokoladenguss	15	68	3	2,4	○○●	●○○
Schokoladen-honigkuchen	70	266	4	1,1	○○●	○●○
Schokoladenkuchen	70	251	13	3,4	●○○	○●○
Schokoladennusstorte, Rührteig	100	412	25	7,9	●○○	●○○
Schokoladenpudding	250	393	22	12,5	●○○	●○○
Schokoladensahnetorte	100	323	23	13,3	●○○	●○○
Schokoladensoße	60	47	1	0,7	●○○	●○○
Schokoladensoße, Trockenprodukt	10	16	1	0,3	○●○	○●○

Produktbezeichnung	Portion in g	kcal pro Portion	Fettp. p.P.	GSF pro Portion	Cholesterin	Fettindex
Schokoladenstreusel	10	44	2	1,2	⚪⚪🟢	⚪🟡⚪
Schokoladentorte, französisch	120	512	32	16,1	🔴⚪⚪	🔴⚪⚪
Schokomüsli	40	156	5	1,8	⚪⚪🟢	⚪🟡⚪
Schokoquarkspeise	250	300	4	2,6	⚪⚪🟢	⚪🟡⚪
Scholle, gegart	180	99	2	0,4	🔴⚪⚪	⚪🟡⚪
Scholle, geräuchert	75	71	2	0,3	🔴⚪⚪	⚪🟡⚪
Scholle, paniert	200	352	20	3,4	🔴⚪⚪	⚪🟡⚪
Schollenfilet	150	135	3	0,5	🔴⚪⚪	⚪🟡⚪
Schollenfilet, gegart	150	158	3	0,6	🔴⚪⚪	⚪🟡⚪
Schollenfilet, gebraten	200	326	17	6,3	🔴⚪⚪	🔴⚪⚪
Schorle, Weinschorle	200	74	0	0,0	⚪⚪🟢	⚪⚪🟢
Schupfnudeln	200	254	4	1,2	🔴⚪⚪	⚪🟡⚪
Schwartenmagen	30	54	3	1,2	🔴⚪⚪	🔴⚪⚪
Schwarz-Weiß-Gebäck	50	234	10	6,0	🔴⚪⚪	🔴⚪⚪
Schwarzbrotpudding	250	580	26	10,8	🔴⚪⚪	🔴⚪⚪
Schwarzwaldbecher mit Quark	350	462	11	6,1	⚪⚪🟢	⚪🟡⚪
Schwarzwälder Kirschtorte	120	296	19	11,1	🔴⚪⚪	🔴⚪⚪
Schwarzwurzel	150	26	1	0,1	⚪⚪🟢	⚪⚪🟢
Schwarzwurzel, gesäuert	50	5	0	0,0	⚪⚪🟢	⚪⚪🟢
Schwarzwurzel, gegart	150	23	1	0,1	⚪⚪🟢	⚪⚪🟢
Schwarzwurzel, Konserve, netto	150	23	1	0,1	⚪⚪🟢	⚪⚪🟢
Schwarzwurzeln in Sauce Hollandaise	250	123	7	4,1	🔴⚪⚪	🔴⚪⚪
Schwedenmilch 3,5 % Fett	150	99	5	3,2	🔴⚪⚪	🔴⚪⚪
Schweinebacke, gegart	150	479	38	14,2	🔴⚪⚪	🔴⚪⚪
Schweinebauch, fe., gegart	150	608	55	19,6	🔴⚪⚪	🔴⚪⚪
Schweinebauch, gefüllt	100	317	27	10,2	🔴⚪⚪	🔴⚪⚪
Schweinebauch, mf., gegart	150	509	42	14,8	🔴⚪⚪	🔴⚪⚪
Schweinebraten, gepökelt	125	171	9	3,1	🔴⚪⚪	🔴⚪⚪
Schweinebraten, gepökelt, geräuchert	125	174	9	3,3	🔴⚪⚪	🔴⚪⚪

Produktbezeichnung	Portion in g	kcal pro Portion	Fettp. p. P.	GSF pro Portion	Choles- terin	Fett- index
Schweinebraten, Konserve	150	206	12	4,3	●○○	●○○
Schweinebraten, mf,. gegart	125	271	15	5,2	●○○	●○○
Schweinefilet, gegart	125	183	3	1,0	●○○	●○○
Schweinefleisch, fe., gegart	150	384	25	9,0	●○○	●○○
Schweinefleisch im eigenen Saft, Konserve	150	233	13	4,5	●○○	●○○
Schweinefleisch in Aspik	30	46	3	0,9	●○○	●○○
Schweinefleisch, ma., gegart	150	263	9	3,2	●○○	○◐○
Schweinefleisch, mf., gepökelt	150	225	13	4,7	●○○	●○○
Schweinefleisch, mf., gepökelt, geräuchert	150	230	14	4,9	●○○	●○○
Schweinefleisch, mf., gegart	150	326	18	6,2	●○○	●○○
Schweineflomen	30	239	27	10,1	○◐○	○◐○
Schweinegulasch mit Tomate und Zwiebel	350	364	20	9,5	●○○	●○○
Schweinegulasch, mf., gegart	150	326	18	6,2	●○○	●○○
Schweineherz, gegart	125	135	4	1,2	●○○	○◐○
Schweinekeule, gegart, i. D.	125	234	10	3,4	●○○	○◐○
Schweinekeule mit Kruste	250	363	21	7,5	●○○	●○○
Schweinekopf, gegart	150	479	38	14,2	●○○	●○○
Schweinekotelett, natur	200	434	20	7,0	●○○	○◐○
Schweinekotelett, paniert	200	524	28	11,1	●○○	●○○
Schweinekotelett, ma., gegart	150	260	8	3,0	●○○	○◐○
Schweinekotelett, mf., gegart	150	315	16	5,7	●○○	●○○
Schweineleber, gegart	125	154	4	1,2	●○○	○◐○
Schweinelende, ma., gegart	150	219	3	1,2	●○○	○◐○

Produktbezeichnung	Portion in g	kcal pro Portion	Fettp. p. P.	GSF pro Portion	Cholesterin	Fett-index
Schweinelende, mf., gegart	150	314	16	5,8	rot	rot
Schweinemagen, gegart	125	190	11	5,2	rot	rot
Schweinenacken, Kamm, mf., gegart	150	360	22	7,8	rot	rot
Schweineniere, gegart	125	144	5	1,7	rot	rot
Schweinenieren, süß-sauer, mit Soße	250	175	9	3,0	rot	rot
Schweineragout mit Kräutern	350	312	19	4,4	rot	gelb
Schweineroulade, gegart	150	263	9	3,2	rot	gelb
Schweineroulade mit Sauerkrautfüllung	300	381	24	13,8	rot	rot
Schweinerücken, mf., gegart	150	315	16	5,7	rot	rot
Schweineschmalz	15	132	15	5,9	gelb	gelb
Schweineschnitzel, paniert	180	428	19	5,5	rot	gelb
Schweineschnitzel, natur	160	278	10	3,4	rot	gelb
Schweineschulter, Bug, fe., gegart	150	342	20	7,0	rot	rot
Schweinespieß mit Zwiebeln	150	222	15	6,1	rot	rot
Schweinesteak	150	218	3	1,1	rot	gelb
Schweinesteak, mf., gegart	150	315	16	5,7	rot	rot
Schweinezunge, gegart	125	246	18	6,4	rot	rot
Schweinsohren	70	351	21	5,2	grün	gelb
Schwertfisch	150	174	6	1,3	rot	gelb
Seehecht, gegart	180	106	3	0,7	rot	gelb
Seehechtfilet	150	138	4	0,9	rot	gelb
Seehechtfilet, gegart	150	162	5	1,0	rot	gelb
Seelachs, gegart	180	108	1	0,1	rot	gelb
Seelachs, Konserve in Öl, netto	60	88	6	0,7	rot	gelb
Seelachsfilet	150	123	1	0,2	rot	gelb
Seelachsfilet, gegart	150	144	2	0,2	rot	gelb
Seeteufel	150	111	2	0,4	rot	gelb

Produktbezeichnung	Portion in g	kcal pro Portion	Fettp. p. P.	GSF pro Portion	Choles-terin	Fett-index
Seezunge, gebraten	200	294	15	7,8	🔴	🔴
Seezunge, gegart	180	121	2	0,3	🔴	🟡
Seezunge, gegrillt	200	224	7	1,0	🔴	🟡
Seezunge, geräuchert	75	66	1	0,2	🔴	🟡
Seezunge, paniert	200	316	14	6,9	🔴	🔴
Seezungenfilet	150	125	2	0,3	🔴	🟡
Seezungenfilet, gegart	150	146	2	0,3	🔴	🟡
Seezungenfilet mit Soße	200	226	10	4,5	🔴	🔴
Sekt	100	79	0	0,0	🟢	🟢
Sellerie-Apfel-Salat mit Zitronenmarinade	150	113	4	1,2	🟡	🟡
Sellerieblätter	5	1	0	0,0	🟢	🟢
Sellerieblätter, getrocknet	1	3	0	0,0	🟢	🟢
Selleriecremesuppe	350	67	5	2,9	🔴	🔴
Sellerieknolle	150	29	0	0,1	🟢	🟢
Sellerieknolle, gesäuert	50	6	0	0,0	🟢	🟢
Sellerieknolle, gegart	150	23	0	0,1	🟢	🟢
Sellerieknolle, Konserve, netto	150	24	0	0,1	🟢	🟢
Sellerieknollensaft	200	32	1	0,1	🟢	🟢
Selleriesalat, gegart, mit Dressing	150	51	3	0,7	🟡	🟡
Selleriesalat, sauer	50	8	0	0,0	🟢	🟢
Selleriesalz	0,5	0	0	0,0	🟢	🟢
Selleriescheiben, ausgebacken	250	208	13	5,0	🔴	🔴
Selleriesuppe	350	126	8	6,5	🟢	🟡
Semmelauflauf	300	726	35	14,0	🔴	🔴
Semmelbrösel	15	54	0	0,1	🟢	🟢
Semmelknödel	200	338	13	4,4	🔴	🟡
Senf, extra scharf	5	4	0	0,0	🟢	🟢
Senf, mild	5	4	0	0,0	🟢	🟢
Senf, mittelscharf	5	4	0	0,0	🟢	🟢
Senf, scharf	5	4	0	0,0	🟢	🟢
Senf, süß	5	4	0	0,0	🟢	🟢
Senfbutter	20	115	13	7,6	🔴	🔴

Produktbezeichnung	Portion in g	kcal pro Portion	Fettp. p. P.	GSF pro Portion	Choles- terin	Fett- index
Senfgurke, sauer	50	7	0	0,0	○○●	○○●
Senfkorn, gelb	1	5	0	0,0	○○●	○○●
Senfpulver	1	3	0	0,0	○○●	○○●
Senfsoße	60	45	3	0,8	○○●	○○●
Serbische Bohnensuppe, Konserve	250	153	6	2,1	○○●	○●○
Serbische Bohnensuppe	400	260	10	3,5	○○●	○●○
Serbisches Reisfleisch	350	301	10	3,5	●○○	●○○
Serviettenkloß	200	388	21	10,0	●○○	●○○
Sesam	10	56	5	0,7	○○●	○○●
Sesam, geröstet	10	59	5	0,7	○○●	○○●
Sesamkrokant	20	87	2	0,3	○○●	○○●
Sesamöl	12	106	12	1,5	○○●	○○●
Sheabutter	20	175	20	9,3	○○●	○●○
Sherry sweet / cream	50	70	0	0,0	○○●	○○●
Sherry, trocken	50	59	0	0,0	○○●	○○●
Shiitakepilz	100	42	0	0,1	○○●	○○●
Shiitakepilz, getrocknet	25	59	0	0,1	○○●	○○●
Shiitakepilz, Konserve, netto	100	38	0	0,1	○○●	○○●
Shrimps	100	91	1	0,2	●○○	○●○
Shrimps, gegart	100	93	2	0,2	●○○	○●○
Shrimps, Konserve, netto	65	59	1	0,1	●○○	○●○
Simonsbrot	45	85	0	0,1	○○●	○○●
Sirup	25	81	0	0,0	○○●	○○●
Sirupprinten	20	78	2	0,1	○○●	○○●
Softeis	75	97	2	1,0	○●○	○●○
Soja-Bolognese, Konserve	100	87	2	1,0	○○●	○●○
Sojaaufschnitt	30	80	6	1,0	○○●	○●○
Sojabohne, geröstet	25	90	6	0,8	○○●	○●○
Sojabohne, getrocknet	50	208	9	1,0	○○●	○○●
Sojabohne, Konserve, netto	150	197	8	1,0	○○●	○○●
Sojabohnen-Pulver	1	4	0	0,0	○○●	○○●
Sojabrot	45	162	11	1,5	○○●	○●○
Sojadrink, ungesüßt	150	228	15	2,1	○○●	○●○

Produktbezeichnung	Portion in g	kcal pro Portion	Fettp. p. P.	GSF pro Portion	Choles-terin	Fett-index
Sojaeiweiß	10	29	0	0,0	○○●	○○●
Sojafleisch, Trocken-produkt	30	92	0	0,1	○○●	○○●
Sojafleisch in Soße, Konserve	200	384	29	4,3	○○●	○●○
Sojagulasch in Soße, Konserve	200	204	13	2,8	○○●	○○●
Sojaklöße, Konserve	200	580	5	0,8	○○●	○○●
Sojalecithin	10	88	10	1,5	○○●	○●○
Sojamehl, entfettet	10	20	0	0,0	○○●	○○●
Sojamehl, halbfett	10	27	1	0,1	○○●	○○●
Sojamehl, vollfett	10	34	2	0,3	○○●	○●○
Sojamilch	150	228	15	2,1	○○●	○●○
Sojamilch, milchsauer	150	228	15	2,1	○○●	○●○
Sojanudeln, roh	60	195	3	0,5	○○●	○○●
Sojaöl	12	105	12	1,7	○○●	○○●
Sojapaste	20	12	0	0,0	○○●	○○●
Sojaragout mit Soße, Konserve	200	168	4	2,1	○○●	○●○
Sojaschnitzel, Trocken-produkt	30	92	0	0,1	○○●	○○●
Sojaschrot	40	98	4	0,6	○○●	○●○
Sojasoße	20	14	0	0,0	○○●	○○●
Sojasprossen	100	52	1	0,1	○○●	○○●
Sojasprossen, gegart	150	69	2	0,2	○○●	○○●
Sojasprossen, Konserve, netto	150	62	2	0,2	○○●	○○●
Sojasteak, Trocken-produkt	30	92	0	0,1	○○●	○○●
Sojawurst, Konserve	100	292	25	9,5	○○●	○○●
Sonnenblumenkern	20	115	10	1,1	○○●	○●○
Sonnenblumenkern, geröstet	20	120	11	1,2	○○●	○○●
Sonnenblumenöl	12	106	12	1,4	○○●	○○●
Soße, dunkel	60	70	5	3,7	○●○	●○○
Soße, hell	60	44	3	0,9	○○●	○○●
Spaghetti alla carbonara	250	515	31	15,0	●○○	●○○

Produktbezeichnung	Portion in g	kcal pro Portion	Fettp. p. P.	GSF pro Portion	Cholesterin	Fettindex
Spaghetti Bolognese	250	338	13	5,9	●○○	●○○
Spaghetti mit Aubergine und Ricotta	250	385	20	4,9	●○○	○●○
Spaghetti mit Ei	120	422	3	0,5	●○○	●○○
Spaghetti mit Gorgonzola	250	400	17	9,7	●○○	●○○
Spaghetti mit Tomatensoße und Tomatenmark	250	300	5	0,8	●○○	○●○
Spaghetti Napoli	250	310	10	4,8	●○○	●○○
Spargel	150	27	0	0,1	○○●	○○●
Spargel, gegart	150	24	0	0,1	○○●	○○●
Spargel, Konserve, netto	150	23	0	0,0	○○●	○○●
Spargel mit Sauce Hollandaise	250	343	35	20,3	●○○	●○○
Spargelcremesuppe	300	252	16	8,8	●○○	●○○
Spargelsalat mit Essigmarinade	150	93	8	1,0	○○●	○●○
Spätzle	50	176	1	0,2	●○○	○●○
Speck, durchwachsen, geräuchert	30	96	9	3,1	●○○	●○○
Speck, durchwachsen	30	44	2	0,8	●○○	●○○
Speck, fett	30	96	9	3,1	●○○	●○○
Speckkartoffeln	250	218	5	1,9	○○●	○●○
Speckpfannkuchen	250	563	24	11,5	●○○	●○○
Speckscholle	250	273	7	1,9	●○○	●○○
Specksoße	60	43	3	1,1	○●○	○●○
Speiseeis	75	64	2	1,1	○●○	●○○
Speisesalz	0,5	0	0	0,0	○○●	○○●
Spekulatius	50	245	13	6,2	●○○	●○○
Spiegelei mit Schinkenspeck	160	259	17	5,3	●○○	●○○
Spinat	150	26	0	0,1	○○●	○○●
Spinat, gegart	150	29	1	0,1	○○●	○○●
Spinat, Konserve, netto	150	24	0	0,0	○○●	○○●
Spinat mit Sahne	100	38	2	0,8	○●○	○●○
Spinatauflauf mit Schinken	300	315	16	4,4	●○○	○●○
Spinatauflauf mit Käse	300	240	15	10,0	●○○	●○○

Produktbezeichnung	Portion in g	kcal pro Portion	Fettp. p. P.	GSF pro Portion	Cholesterin	Fett-index
Spinatauflauf mit Fisch	300	267	12	8,1	● ○ ○	● ○ ○
Spinatnocken	200	256	11	4,4	● ○ ○	● ○ ○
Spinatpüreesuppe	350	182	10	5,6	○ ○ ●	○ ◐ ○
Spinattrunk	200	12	0	0,0	○ ○ ●	○ ○ ●
Spitzbuben	50	284	20	2,2	○ ○ ●	○ ◐ ○
Spitzkohl	150	35	0	0,1	○ ○ ●	○ ○ ●
Springerle	50	168	1	0,4	● ○ ○	● ○ ○
Spritzgebäck	50	266	16	8,3	● ○ ○	● ○ ○
Sprotte, geräuchert	75	169	13	3,7	● ○ ○	○ ◐ ○
Sprotte, Konserve, netto	65	138	11	3,0	● ○ ○	○ ◐ ○
Stachelbeere	125	55	0	0,0	○ ○ ●	○ ○ ●
Stachelbeere, gegart	125	58	0	0,0	○ ○ ●	○ ○ ●
Stachelbeere, Konserve, netto	125	99	0	0,0	○ ○ ●	○ ○ ●
Stachelbeergrütze mit Sahne	250	300	6	3,6	○ ◐ ○	○ ◐ ○
Stachelbeerkaltschale	350	228	0	0,0	○ ○ ●	○ ○ ●
Stachelbeerkompott	250	238	0	0,0	○ ○ ●	○ ○ ●
Stachelbeerkonfitüre	25	68	0	0,0	○ ○ ●	○ ○ ●
Stangenbohne, grün	150	38	0	0,1	○ ○ ●	○ ○ ●
Starkbier	330	198	0	0,0	○ ○ ●	○ ○ ●
Stärke	10	35	0	0,0	○ ○ ●	○ ○ ●
Steckrüben in Soße	250	95	2	1,0	○ ◐ ○	○ ◐ ○
Steckrüben mit Speck in Soße	250	103	3	1,1	○ ◐ ○	○ ◐ ○
Steckrübeneintopf mit Schweinebauch	450	261	11	3,7	○ ◐ ○	○ ◐ ○
Steinbutt, gebraten	200	240	9	3,6	● ○ ○	○ ◐ ○
Steinbutt, gegart	180	74	2	0,2	● ○ ○	○ ◐ ○
Steinbutt, paniert	200	340	15	7,0	● ○ ○	● ○ ○
Steinbuttfilet, gebraten	150	146	3	0,5	● ○ ○	○ ◐ ○
Steinofenbrot	45	95	0	0,1	○ ○ ●	○ ○ ●
Steinpilz	100	20	0	0,1	○ ○ ●	○ ○ ●
Steinpilz, gedünstet	200	142	11	6,5	● ○ ○	● ○ ○
Steinpilz, getrocknet	25	37	1	0,2	○ ○ ●	○ ○ ●
Steinpilz, Konserve, netto	100	19	0	0,1	○ ○ ●	○ ○ ●

Produktbezeichnung	Portion in g	kcal pro Portion	Fettp. p. P.	GSF pro Portion	Cholesterin	Fettindex
Steinpilze in Sahnesoße	200	218	21	12,2	● ○ ○	● ○ ○
Steinpilzsuppe, Trockenprodukt	25	94	6	1,3	○ ○ ●	○ ○ ●
Steppenkäse 30 % F. i. Tr.	30	76	5	2,9	● ○ ○	● ○ ○
Steppenkäse 45 % F. i. Tr.	30	98	8	4,6	● ○ ○	● ○ ○
Stilton 60 % F. i. Tr.	30	138	12	7,3	● ○ ○	● ○ ○
Stint, gegart	180	83	2	0,4	● ○ ○	○ ○ ●
Stint, geräuchert	75	71	1	0,3	● ○ ○	○ ○ ●
Stockfisch, TK	150	500	4	0,8	● ○ ○	○ ○ ●
Stout extra	330	132	0	0,0	○ ○ ●	○ ○ ●
Stout Porter	330	172	0	0,0	○ ○ ●	○ ○ ●
Streichmettwurst	30	111	10	3,7	● ○ ○	● ○ ○
Streichrahm 22 % Fett	20	44	4	2,7	● ○ ○	● ○ ○
Streuselkuchen, Hefeteig	100	376	15	8,8	○ ● ○	○ ● ○
Streuselteig, Fertigmischung	60	311	20	2,9	○ ○ ●	○ ○ ●
Studentenfutter	25	121	8	1,3	○ ○ ●	○ ○ ●
Stutenmilch	200	96	3	1,8	○ ● ○	● ○ ○
Sultaninen	25	75	0	0,1	○ ○ ●	○ ○ ●
Sülzkotelett	30	36	1	0,5	● ○ ○	○ ○ ●
Suppe, hell, gebunden	350	179	6	2,6	○ ○ ●	○ ● ○
Suppe, klar, mit Ei	350	207	12	5,0	● ○ ○	● ○ ○
Suppenfond, Konserve	250	60	4	1,5	○ ○ ●	○ ● ○
Suppengrün, getrocknet, gegart	50	33	0	0,1	○ ○ ●	○ ○ ●
Suppengrün, gegart	50	11	0	0,0	○ ○ ●	○ ○ ●
Suppengrün, getrocknet	5	11	0	0,0	○ ○ ●	○ ○ ●
Suppengrün	100	24	0	0,1	○ ○ ●	○ ○ ●
Suppenhuhn, gegart	150	335	26	8,9	● ○ ○	● ○ ○
Suppenklöße aus Leber	50	98	3	1,6	● ○ ○	● ○ ○
Suppenklöße aus Mark	50	210	17	6,7	● ○ ○	● ○ ○
Suppenwürze	1	2	0	0,0	○ ○ ●	○ ○ ●
Süßkirschkompott	250	215	1	0,1	○ ○ ●	○ ○ ●
Süßmolke	200	50	0	0,3	○ ● ○	○ ● ○
Süßwein	50	76	0	0,0	○ ○ ●	○ ○ ●
Szegediner Gulasch	350	284	18	6,9	● ○ ○	● ○ ○

Produktbezeichnung	Portion in g	kcal pro Portion	Fettp. p. P.	GSF pro Portion	Choles-terin	Fett-index
Tabasco	0,1	0	0	0,0	🟢	🟢
Tafelspitz mit Meerrettichsoße	400	628	40	20,4	🔴	🔴
Tafelwasser mit Kohlensäure	200	0	0	0,0	🟢	🟢
Tagliatelle, grün, mit Muscheln	250	283	8	1,2	🔴	🟡
Tagliatelle mit Pilzsoße	250	340	14	5,1	🔴	🟡
Tagliatelle mit Schinken	250	443	18	9,1	🔴	🔴
Tahini aus rohem Sesam	20	117	10	1,3	🟢	🟢
Tapioka	50	175	0	0,0	🟢	🟢
Tatar, gegart	100	145	3	1,2	🔴	🔴
Tatar	100	113	3	1,3	🔴	🟡
Taube, gegart	150	330	26	7,9	🔴	🔴
Tee, grün	125	0	0	0,0	🟢	🟢
Tee, schwarz	125	0	0	0,0	🟢	🟢
Tee, schwarz, mit Milch und Zucker	125	13	0	0,1	🟡	🟡
Tee, schwarz, mit Alkohol	125	19	0	0,0	🟢	🟢
Tee, schwarz, mit Zucker	125	10	0	0,0	🟢	🟢
Tee, schwarz, mit Zucker und Zitrone	125	14	0	0,0	🟢	🟢
Tee, schwarz, mit Milch	125	3	0	0,1	🟢	🟡
Tee, schwarz, mit Sahne und Zucker	125	21	1	0,7	🔴	🔴
Tee, schwarz, mit Sahne	125	13	1	0,7	🔴	🔴
Teegebäck	50	241	12	3,1	🟡	🟡
Teewurst	30	110	10	3,8	🔴	🔴
Teewurst, Rügenwalder Art	30	89	7	2,7	🔴	🔴
Teltower Rübchen	150	63	0	0,0	🟢	🟢
Tempeh	20	30	2	0,2	🟢	🟡
Teufelssoße	45	69	6	0,7	🟢	🟡
Thousand Island Dressing	25	117	12	1,4	🟢	🟡
Thüringer Rotwurst, fettarm	30	52	3	1,1	🔴	🔴
Thüringer Rotwurst, Konserve	30	72	5	1,8	🔴	🔴

Produktbezeichnung	Portion in g	kcal pro Portion	Fettp. p. P.	GSF pro Portion	Choles-terin	Fett-index
Thymian	5	2	0	0,0	○○🟢	○○🟢
Thymian getrocknet	1	3	0	0,0	○○🟢	○○🟢
Tilsiter 20 % F. i. Tr	30	63	3	1,8	○🟡○	○🟡○
Tilsiter 30 % F. i. Tr	30	81	5	3,1	🔴○○	🔴○○
Tilsiter 40 % F. i. Tr	30	90	7	4,1	🔴○○	🔴○○
Tilsiter 45 % F. i. Tr	30	106	8	5,0	🔴○○	🔴○○
Tintenfisch, ganz, frittiert	180	130	2	0,5	🔴○○	○🟡○
Tintenfisch, gegart	150	143	2	0,6	🔴○○	○🟡○
Tintenfisch im eigenen Saft	300	387	21	3,7	🔴○○	○🟡○
Tintenfisch, Konserve in Öl, netto	60	88	6	0,7	🔴○○	○🟡○
Tintenfisch, paniert	280	314	6	2,4	🔴○○	🔴○○
Toast Hawaii	110	283	16	9,5	🔴○○	🔴○○
Toast mit Spargel, Schinken und Käse	130	207	14	7,6	🔴○○	🔴○○
Toastbrot, Vollkorn	30	72	1	0,4	○○🟢	○○🟢
Toastbrot, weiß	30	76	1	0,3	○○🟢	○○🟢
Toastschnitten mit Schinkencreme	90	157	8	2,4	🔴○○	○🟡○
Toffees	5	22	1	0,5	○○🟢	○🟡○
Tofu, fest	100	144	9	1,3	○○🟢	○🟡○
Tofu, Seiden	100	52	3	0,5	○○🟢	○🟡○
Tokayer	50	76	0	0,0	○○🟢	○○🟢
Tomate	60	10	0	0,0	○○🟢	○○🟢
Tomate, gegart	150	30	0	0,1	○○🟢	○○🟢
Tomate, Konserve, netto	150	23	0	0,1	○○🟢	○○🟢
Tomaten-Chutney	20	21	0	0,0	○○🟢	○○🟢
Tomaten gefüllt mit Schafskäse und Oliven	250	300	24	10,7	○🟡○	○🟡○
Tomaten gefüllt mit Hackfleisch	250	315	18	7,5	🔴○○	🔴○○
Tomaten-Gurkensalat mit Joghurtsoße	120	44	3	0,3	○○🟢	○🟡○
Tomaten-Thunfisch-Salat	100	144	12	2,4	🔴○○	○🟡○
Tomatencremesuppe	300	198	13	6,9	🔴○○	🔴○○

Produktbezeichnung	Portion in g	kcal pro Portion	Fett p. P.	GSF pro Portion	Choles-terin	Fett-index
Tomatengemüse mit Kräutern	250	95	6	0,9	grün	gelb
Tomatenketchup	20	22	0	0,0	grün	grün
Tomatenmark	15	11	0	0,0	grün	grün
Tomatenpaprika	50	15	0	0,0	grün	grün
Tomatenpüree	15	11	0	0,0	grün	grün
Tomatenreis	250	308	16	4,9	grün	gelb
Tomatensaft	200	30	0	0,1	grün	grün
Tomatensalat mit Dressing	130	73	5	0,6	grün	gelb
Tomatensoße, italienisch	60	45	3	0,6	grün	gelb
Tomatensuppe, gebunden	350	196	7	3,5	gelb	gelb
Tomatensuppe, klar	300	75	5	2,2	grün	gelb
Tomatensuppe mit Reis	350	291	20	12,9	gelb	gelb
Topfenpalatschinken	250	488	23	12,5	rot	rot
Topfenstrudel	250	540	17	7,7	rot	rot
Topinambur	200	62	1	0,2	grün	grün
Tortenboden, Mürbeteig	120	611	34	8,6	rot	gelb
Tortencremepulver, Schokolade	2	8	0	0,0	grün	grün
Tortengusspulver	2	7	0	0,0	grün	grün
Trappistenkäse 45 % F. i. Tr.	30	101	8	4,9	rot	rot
Traubenkernöl	12	105	12	1,1	grün	gelb
Traubennektar, rot, weiß	200	150	0	0,1	grün	grün
Traubensaft	200	140	0	0,2	grün	grün
Traubentorte, Sandteig	120	186	7	3,6	rot	rot
Traubenzucker	5	20	0	0,0	grün	grün
Trockenhefe	1	3	0	0,0	grün	grün
Trüffel	100	48	1	0,1	grün	grün
Trüffel, getrocknet	5	7	0	0,0	grün	grün
Trüffel, Konserve, netto	100	46	1	0,1	grün	grün
Trüffelleberwurst	30	96	9	3,1	rot	rot
Trüffeltorte	100	371	17	9,1	rot	rot
Tunfisch	150	333	23	6,9	rot	grün
Tunfisch, gegart	150	380	26	7,9	rot	grün

Produktbezeichnung	Portion in g	kcal pro Portion	Fettp. p. P.	GSF pro Portion	Cholesterin	Fettindex
Tunfisch, geräuchert	75	175	12	3,6	●○○	○○●
Tunfisch, Konserve in Öl, netto	60	133	9	1,8	●○○	○○●
Tunfisch, paniert	150	410	27	10,1	●○○	●○○
Tunfisch vom Grill	200	522	36	10,4	●○○	○○●
Tunfischsalat mit Mayonnaise	100	144	10	3,3	●○○	●○○
Tunfischsteak, gebraten	140	354	24	7,4	●○○	○○●
Tutti Frutti mit Flammeri	250	270	6	2,6	●○○	●○○
Tzatziki	150	72	4	1,2	○●○	○●○
Vanillecreme	200	274	9	5,2	●○○	●○○
Vanilleeis	100	178	9	4,4	●○○	●○○
Vanilleeis mit heißen Himbeeren	200	228	11	6,7	●○○	●○○
Vanilleflammeri	250	310	11	5,6	●○○	●○○
Vanillekipferl	50	246	16	6,9	●○○	●○○
Vanillemürbchen	50	265	18	10,6	●○○	●○○
Vanillepudding	250	315	8	4,6	●○○	●○○
Vanillequarkspeise	250	310	4	2,4	○○●	○●○
Vanilleschote	1	3	0	0,0	○○●	○○●
Vanillesoße	60	58	2	1,1	●○○	●○○
Vanillesuppe	320	346	10	6,1	●○○	●○○
Vanillezucker	5	20	0	0,0	○○●	○○●
Vanillin natürlich/naturidentisch	1	0	0	0,0	○○●	○○●
Vanillinzucker	5	20	0	0,0	○○●	○○●
Vegetarische Bratlinge, Trockenprodukt	30	89	1	0,1	○○●	○○●
Vegetarische Pastete mit Pilzen	25	48	3	2,1	○○●	○●○
Vegetarische Pastete	20	42	2	0,8	○○●	○●○
Vegetarische Ravioli	150	288	4	0,7	○○●	○○●
Vegetarisches Schmalz	20	146	16	5,4	○○●	○●○
Vegetarisches Gulasch, Konserve	200	156	5	2,4	○○●	○●○
Venusmuschel	100	77	1	0,3	●○○	○●○

Produktbezeichnung	Portion in g	kcal pro Portion	Fettp. p.P.	GSF pro Portion	Choles-terin	Fett-index
Venusmuschel, Konserve, netto	65	49	1	0,2	●○○	○●○
Vogelbeere	125	124	3	0,2	○○●	○○●
Vogelbeere, gegart	125	129	3	0,2	○○●	○○●
Vogelbeerkonfitüre	25	73	0	0,0	○○●	○○●
Vollkornbrot	50	94	0	0,1	○○●	○○●
Vollkornbrot mit Lein-samen	50	98	1	0,1	○○●	○○●
Vollkornbrot mit Sesam	50	102	1	0,2	○○●	○○●
Vollkornbrot mit Ölsamen	50	102	1	0,2	○○●	○○●
Vollkornbrötchen mit Ölsamen	60	142	2	0,3	○○●	○○●
Vollkornbrötchen mit Zwiebeln	60	129	1	0,1	○○●	○○●
Vollkornbrötchen	60	133	1	0,1	○○●	○○●
Vollkornbrötchen mit Rosinen	60	137	1	0,1	○○●	○○●
Vollkornkeks	50	236	12	1,4	○○●	○○●
Vollkornkeks mit Nüssen	50	244	16	1,7	○○●	○○●
Vollkornnudeln mit Ei gegart	125	174	1	0,2	○○●	○●○
Vollkornnudeln mit Ei	50	167	2	0,4	●○○	○●○
Vollkornnudeln	60	194	2	0,2	○○●	○○●
Vollkornpizza mit Tomaten, Zwiebeln und Oliven	250	393	24	4,0	○○●	○●○
Vorzugsmilch	200	134	8	4,6	●○○	●○○
Wacholderbeere	5	2	0	0,0	○○●	○○●
Wacholderschnaps	20	42	0	0,0	○○●	○○●
Wachsbohne	150	48	0	0,1	○○●	○○●
Wachsbohne, gegart	150	48	0	0,1	○○●	○○●
Wachsbohne, gesäuert	50	8	0	0,0	○○●	○○●
Wachsbohne, Konserve, netto	150	39	0	0,1	○○●	○○●
Wachtel	150	263	14	3,6	●○○	○●○
Waffelkekse	50	277	20	11,8	●○○	●○○
Waffeln, gebacken	150	632	46	26,7	●○○	●○○

W

117

Produktbezeichnung	Portion in g	kcal pro Portion	Fettp. p.P.	GSF pro Portion	Choles-terin	Fett-index
Waldorfsalat mit Mayonnaise	100	101	7	3,0	rot	rot
Waldpilz	100	15	1	0,2	grün	gelb
Walnuss	20	131	13	1,3	grün	gelb
Walnussöl	12	105	12	1,3	grün	gelb
Wasserkastanie	60	38	0	0,0	grün	grün
Wassermelone	125	48	0	0,1	grün	grün
Weichkaramellen, Bonbons	5	22	1	0,5	grün	gelb
Weichkäse 30 % F. i. Tr.	30	63	4	2,4	rot	rot
Weichkäse 40 % F. i. Tr.	30	80	6	3,6	rot	rot
Weichkäse 45 % F. i. Tr.	30	83	7	4,0	rot	rot
Weichkäse 50 % F. i. Tr.	30	94	8	4,6	rot	rot
Weichkäse 60 % F. i. Tr.	30	109	10	6,0	rot	rot
Weichkäse 70 % F. i. Tr.	30	122	12	7,3	rot	rot
Weihnachtsgewürz-mischung	1	3	0	0,0	grün	grün
Weinbrand	20	47	0	0,0	grün	grün
Weinbrandbohne	12	46	1	0,4	grün	gelb
Weinbrandkirsche	12	40	1	0,4	grün	gelb
Weincreme	200	292	15	8,5	rot	rot
Weingelee	250	340	0	0,0	grün	grün
Weingelee mit Früchten	250	265	0	0,0	grün	grün
Weingelee mit Ananas	250	273	0	0,0	grün	grün
Weinkäse 45 % F. i. Tr	30	87	7	4,2	rot	rot
Weinkäse 50 % F. i. Tr	30	93	8	4,7	rot	rot
Weinkäse 60 % F. i. Tr	30	113	10	6,3	rot	rot
Weinkraut, geschmort	250	125	6	2,2	grün	gelb
Weinsauerkraut	150	26	0	0,1	grün	grün
Weinschaumsoße	60	77	3	1,2	rot	rot
Weinsoße	60	113	7	3,9	rot	rot
Weinsoße aus weißer Grundsoße	60	41	3	0,8	grün	grün
Weinsuppe	300	99	0	0,1	grün	grün
Weintraube	125	89	0	0,1	grün	grün
Weißbrot	30	71	0	0,1	grün	grün

Produktbezeichnung	Portion in g	kcal pro Portion	Fettp. p. P.	GSF pro Portion	Choles-terin	Fett-index
Weißbrot mit Ölsamen	30	75	1	0,2	○○●	○○●
Weißbrotwürfel, geröstet	30	113	7	1,8	○○●	○○●
Weiße Bohnen in Tomatensoße	250	145	3	0,7	○○●	○○●
Weiße Rübe, gegart	150	32	0	0,0	○○●	○○●
Weiße Rübe	150	39	0	0,0	○○●	○○●
Weißherbst	130	114	0	0,0	○○●	○○●
Weißkohl	150	38	0	0,1	○○●	○○●
Weißkohl, gegart	150	30	0	0,1	○○●	○○●
Weißkohl-Möhren-Salat mit Dressing	120	54	2	0,4	○○●	○◐○
Weißkohlgemüse	200	162	13	3,3	○○●	○○●
Weißkohlsalat mit Joghurtsoße	150	33	1	0,2	○○●	○○●
Weißwein, halbtrocken	130	96	0	0,0	○○●	○○●
Weißwein, lieblich	130	127	0	0,0	○○●	○○●
Weißwein, trocken	130	94	0	0,0	○○●	○○●
Weißwurst, Hannoversche Art	150	266	15	5,3	●○○	●○○
Weißwurst, Münchner Art	125	338	30	10,7	●○○	●○○
Weizen, Vollkorn	40	125	1	0,1	○○●	○○●
Weizen, Vollkorn, gegart	180	182	1	0,2	○○●	○○●
Weizenbier	330	142	0	0,0	○○●	○○●
Weizenbier, hell	330	125	0	0,0	○○●	○○●
Weizenflocken	40	125	1	0,1	○○●	○○●
Weizenflocken, Vollkorn	40	125	1	0,1	○○●	○○●
Weizengluten, Trockenprodukt	30	118	1	0,2	○○●	○○●
Weizengrieß	40	130	0	0,0	○○●	○○●
Weizengrieß, gegart	180	52	0	0,0	○○●	○○●
Weizengrütze	40	130	0	0,0	○○●	○○●
Weizenkeim	10	31	1	0,1	○○●	○○●
Weizenkeimöl	12	105	12	1,9	○○●	○◐○
Weizenkleie	5	9	0	0,0	○○●	○○●
Weizenmehl Typ 1050	10	33	0	0,0	○○●	○○●
Weizenmehl Typ 1700	10	32	0	0,0	○○●	○○●
Weizenmehl Typ 405	10	34	0	0,0	○○●	○○●

Produktbezeichnung	Portion in g	kcal pro Portion	Fettp. p.P.	GSF pro Portion	Choles- terin	Fett- index
Weizenmehl Typ 550	10	34	0	0,0	grün	grün
Weizenmischbrot	45	99	0	0,1	grün	grün
Weizenstärke	10	35	0	0,0	grün	grün
Weizentoastbrot	30	76	1	0,3	grün	grün
Weizenvollkornbrot	50	106	1	0,1	grün	grün
Welfencreme	250	400	15	5,3	rot	gelb
Wels, gegart	180	193	13	2,8	rot	gelb
Welsfilet	150	243	17	3,5	rot	gelb
Welsfilet, gegart	150	242	15	3,1	rot	gelb
Wermutwein, lieblich	50	78	0	0,0	grün	grün
Wermutwein, trocken	50	63	0	0,0	grün	grün
Whisky	20	50	0	0,0	grün	grün
Wiener Apfelstrudel	150	260	10	5,0	gelb	gelb
Wiener Hörnchen	50	207	12	3,0	rot	gelb
Wiener Sandtorte	70	297	17	9,8	rot	rot
Wiener Schnitzel	150	317	11	7,5	rot	rot
Wiener Würstchen	70	213	19	7,1	rot	rot
Wildente, gegart	150	219	16	4,5	rot	rot
Wildente, mit Haut, gegart	150	338	22	6,2	rot	rot
Wildente, Schenkel, gegart	150	360	26	7,3	rot	rot
Wildgulasch, Hirsch, Konserve	150	144	4	1,9	rot	gelb
Wildkaninchen, gegart, i. D.	150	218	4	1,4	rot	gelb
Wildpaste, Brotaufstrich	30	97	9	5,4	rot	rot
Wildpilzmischung, Konserve, netto	100	59	3	0,8	grün	gelb
Wildragout mit Pfifferlingen	300	273	13	7,7	rot	rot
Wildragout mit Soße	250	233	8	3,2	rot	gelb
Wildschwein, gebraten	125	181	4	2,0	rot	gelb
Wildschweinkeule	125	136	4	1,9	rot	gelb
Wildschweinschmorbraten	300	450	19	11,8	rot	rot
Wildsoße	60	44	3	1,2	gelb	gelb
Wilstermarschkäse 45 % F. i. Tr.	30	96	8	4,6	rot	rot

Produktbezeichnung	Portion in g	kcal pro Portion	Fettp. p. P.	GSF pro Portion	Choles-terin	Fett-index
Windbeutel	100	463	28	7,4	● ○ ○ (rot)	○ ● ○ (gelb)
Windbeutel mit Sahne und Kirschen	100	315	20	7,9	● ○ ○ (rot)	● ○ ○ (rot)
Wirsingeintopf mit Räucherspeck	450	275	12	4,5	○ ● ○ (gelb)	○ ● ○ (gelb)
Wirsingeintopf mit Rindfleisch	450	225	8	3,3	● ○ ○ (rot)	○ ● ○ (gelb)
Wirsingkohl	150	39	1	0,1	○ ○ ● (grün)	○ ○ ● (grün)
Wirsingkohl, gegart	150	33	1	0,1	○ ○ ● (grün)	○ ○ ● (grün)
Wirsingkohlgemüse in heller Soße	250	98	5	1,5	○ ● ○ (gelb)	○ ● ○ (gelb)
Wirsingkohlgemüse, gedünstet	250	103	5	1,6	○ ○ ● (grün)	○ ● ○ (gelb)
Wodka	20	46	0	0,0	○ ○ ● (grün)	○ ○ ● (grün)
Worcestersoße	5	8	0	0,0	○ ○ ● (grün)	○ ○ ● (grün)
Würstchen, fettarm	70	176	15	5,4	● ○ ○ (rot)	● ○ ○ (rot)
Würstchen, Konserve	70	193	17	6,2	● ○ ○ (rot)	● ○ ○ (rot)
Wurstsalat, bayerisch	100	305	28	8,9	● ○ ○ (rot)	● ○ ○ (rot)
Wurstsalat mit Öl	100	281	26	8,5	● ○ ○ (rot)	● ○ ○ (rot)
Wurstsülze	30	68	6	2,1	● ○ ○ (rot)	● ○ ○ (rot)
Wurzelpetersilie, gegart	150	47	1	0,1	○ ○ ● (grün)	○ ○ ● (grün)
Wurzelpetersilie, getrocknet	25	57	1	0,1	○ ○ ● (grün)	○ ○ ● (grün)
Wurzelpetersilie	150	56	1	0,1	○ ○ ● (grün)	○ ○ ● (grün)
Yamswurzel	200	202	0	0,1	○ ○ ● (grün)	○ ○ ● (grün)
Zander, gegart	180	83	1	0,2	● ○ ○ (rot)	○ ● ○ (gelb)
Zander Müllerin Art	200	424	29	11,1	● ○ ○ (rot)	● ○ ○ (rot)
Zanderfilet	150	126	1	0,2	● ○ ○ (rot)	○ ● ○ (gelb)
Zanderfilet, gegart	150	144	1	0,2	● ○ ○ (rot)	○ ● ○ (gelb)
Zanderfilet, paniert	200	340	14	6,9	● ○ ○ (rot)	● ○ ○ (rot)
Zartbitterschokolade	20	99	7	3,9	○ ○ ● (grün)	○ ● ○ (gelb)
Zichorienkaffee	125	4	0	0,0	○ ○ ● (grün)	○ ○ ● (grün)
Zichorienkaffee, trocken	3	10	0	0,0	○ ○ ● (grün)	○ ○ ● (grün)
Ziegenfleisch, gegart, i. D.	150	287	14	6,2	● ○ ○ (rot)	● ○ ○ (rot)

Y

Z

Produktbezeichnung	Portion in g	kcal pro Portion	Fettp. p.P.	GSF pro Portion	Cholesterin	Fett-index
Ziegenmilch	150	104	6	3,9	rot	rot
Zigeuner Grillsoße	20	12	0	0,0	grün	grün
Zimt	1	3	0	0,0	grün	grün
Zimtsterne	15	68	4	0,3	grün	grün
Zitronat	5	15	0	0,0	grün	grün
Zitrone	125	70	1	0,2	grün	grün
Zitrone, kandiert	25	66	0	0,0	grün	grün
Zitronencreme	200	440	12	4,1	rot	rot
Zitroneneis	100	134	0	0,0	grün	grün
Zitronenessenz	1	0	0	0,0	grün	grün
Zitronenkuchen, Fertigmischung	60	311	20	2,9	grün	gelb
Zitronenlimonade	200	58	0	0,0	grün	grün
Zitronenmarinade	45	148	15	1,7	grün	gelb
Zitronenmelisse	5	2	0	0,0	grün	grün
Zitronenmelisse, getrocknet	1	3	0	0,0	grün	grün
Zitronensaft	200	200	1	0,2	grün	grün
Zitronenschale	5	4	0	0,0	grün	grün
Zitronensorbet	75	106	0	0,0	grün	grün
Zitronenspeise	200	264	6	3,4	rot	rot
Zucchini	150	29	1	0,1	grün	grün
Zucchini, gegart	150	29	1	0,1	grün	grün
Zucchinischeiben, paniert, gebraten	200	236	19	3,3	rot	gelb
Zucker, braun, Rohrzucker	5	20	0	0,0	grün	grün
Zucker, weiß	5	20	0	0,0	grün	grün
Zuckererbse	150	89	0	0,1	grün	grün
Zuckererbsen in Butter geschwenkt	250	245	12	7,1	rot	rot
Zuckerguss	15	51	0	0,0	grün	grün
Zuckerkuchen, Hefeteig	100	360	16	7,0	gelb	gelb
Zungenblutwurst	30	88	7	2,5	rot	rot
Zungenwurst, hell	30	80	7	2,4	rot	rot
Zwetschge	35	15	0	0,0	grün	grün
Zwetschge, gegart	125	58	0	0,0	grün	grün

Produktbezeichnung	Portion in g	kcal pro Portion	Fettp. p. P.	GSF pro Portion	Choles-terin	Fett-index
Zwetschge, getrocknet	25	63	0	0,0	○○🟢	○○🟢
Zwetschge, Konserve, netto	125	99	0	0,0	○○🟢	○○🟢
Zwetschgenknödel mit Zucker und Zimt	200	374	14	8,0	🔴○○	🔴○○
Zwetschgenkonfitüre	25	68	0	0,0	○○🟢	○○🟢
Zwetschgenkuchen, Hefeteig	150	252	6	3,1	🔴○○	🔴○○
Zwetschgenkuchen, Mürbeteig	100	212	9	5,4	🔴○○	🔴○○
Zwetschgennektar	200	108	0	0,0	○○🟢	○○🟢
Zwetschgensaft	200	92	0	0,0	○○🟢	○○🟢
Zwetschgenwasser	20	48	0	0,0	○○🟢	○○🟢
Zwieback	10	37	0	0,1	○○🟢	○○🟢
Zwiebel	30	8	0	0,0	○○🟢	○○🟢
Zwiebel, gefüllt mit Soße	300	180	7	3,1	🔴○○	🔴○○
Zwiebel, gegart	30	7	0	0,0	○○🟢	○○🟢
Zwiebel, geröstet	50	48	3	0,3	○○🟢	🟡○○
Zwiebel, gesäuert	30	5	0	0,0	○○🟢	○○🟢
Zwiebel, getrocknet	25	73	1	0,2	○○🟢	○○🟢
Zwiebelpulver	1	3	0	0,0	○○🟢	○○🟢
Zwiebel, Flüssigwürze	20	17	0	0,1	○○🟢	○○🟢
Zwiebelbrot	30	68	0	0,1	○○🟢	○○🟢
Zwiebelbrötchen	45	108	1	0,1	○○🟢	○○🟢
Zwiebelfleisch mit Soße	400	472	29	12,0	🔴○○	🔴○○
Zwiebelgemüse mit Speck	50	17	0	0,1	○🟡○	○🟡○
Zwiebelgemüse mit Sahne	50	30	2	1,4	○🟡○	🔴○○
Zwiebelkuchen	250	493	36	18,1	🔴○○	🔴○○
Zwiebelleberwurst, einfach	30	99	9	3,5	🔴○○	🔴○○
Zwiebeln, überbacken	100	103	8	5,2	○○🟢	🔴○○
Zwiebelsoße	60	38	3	2,2	○○🟢	🔴○○
Zwiebelsuppe, klar	300	234	13	7,0	🔴○○	🔴○○
Zwiebelwurst	30	80	7	2,5	🔴○○	🔴○○

Hilfreiche Adressen

Wenn Sie Fragen, Kritik oder Anregungen haben, schreiben Sie mir.

Zentrum und Praxis für Ernährungskommunikation, Diätberatung und Gesundheitspublizistik (ZEK)
Sven-David Müller, M. Sc.
Wendenschloßstraße 439
12557 Berlin
E-Mail: info@svendavid mueller.de
Internet: www.svendavid mueller.de

Deutsches Kompetenzzentrum Gesundheitsförderung und Diätetik e.V.
c/o: Mareike Carlitscheck
Adolphstraße 5
50667 Köln-Deutz
Internet: www.dkgd.de

Deutsche Gesellschaft für Ernährung (DGE) e.V.
Godesberger Allee 18
53175 Bonn
Tel.: (02 28) 3 77 66 00
Fax: (02 28) 3 77 68 00
Internet: www.dge.de

Wichtige Internet-Adressen

www.vdd.de
www.muellerdiaet.de
www.cholesterincheck.com
www.slimcoach.de

Wichtige Buchtipps

Ernährungsratgeber Cholesterin, Schlütersche Verlagsanstalt
Die 50 besten Kalorienkiller, Trias Verlag
Die 50 besten Cholesterinkiller, Trias Verlag
Ernährungsratgeber Herz und Gefäße, Schlütersche Verlagsanstalt
Das Kalorienkiller-Kochbuch, Trias Verlag

**Bibliografische Information
der Deutschen Nationalbibliothek**
Die Deutsche Nationalbibliothek verzeichnet
diese Publikation in der Deutschen National-
bibliografie; detaillierte bibliografische
Daten sind im Internet
über http://dnb.d-nb.de abrufbar.

Programmplanung: Uta Spieldiener

Redaktion und Bildredaktion: Kerstin Mendler

Umschlaggestaltung und Layout: CYCLUS
Visuelle Kommunikation, Stuttgart

Bildnachweis:
Umschlagfoto vorn: Stockfood
Fotos im Innenteil: S. 4, 6: Yuri Arcus/Fotofolia;
S. 32: Stockfood44,
Die Fotos im Buch sind gestellt.

2. völlig aktualisierte Neuauflage

© 2011 TRIAS Verlag in MVS Medizinverlage
Stuttgart GmbH & Co. KG
Oswald-Hesse-Straße 50, 70469 Stuttgart
Die Vorauflagen erschienen beim Knaur
Ratgeber Verlag München.

Printed in Germany

Satz: Fotosatz Buck, Kumhausen
gesetzt in: InDesign CS4
Druck: AZ Druck und Datentechnik GmbH,
Kempten

Gedruckt auf chlorfrei gebleichtem Papier

ISBN 978-3-8304-3913-4   1 2 3 4 5 6

Wichtiger Hinweis: Wie jede Wissenschaft ist
die Medizin ständigen Entwicklungen unter-
worfen. Forschung und klinische Erfahrung
erweitern unsere Erkenntnisse, insbesondere
was Behandlung und medikamentöse Therapie anbelangt. Soweit in diesem Werk eine
Dosierung oder eine Applikation erwähnt wird,
darf der Leser zwar darauf vertrauen, dass
Autoren, Herausgeber und Verlag große Sorg-
falt darauf verwandt haben, dass diese An-
gabe dem **Wissensstand bei Fertigstellung
des Werkes** entspricht.

Die Ratschläge und Empfehlungen dieses
Buches wurden von Autor und Verlag nach
bestem Wissen und Gewissen erarbeitet
und sorgfältig geprüft. Dennoch kann eine
Garantie nicht übernommen werden. Eine
Haftung des Autors, des Verlages oder seiner
Beauftragten für Personen-, Sach- oder Ver-
mögensschäden ist ausgeschlossen.

Geschützte Warennamen (Warenzeichen)
werden **nicht** besonders kenntlich gemacht.
Aus dem Fehlen eines solchen Hinweises kann
also nicht geschlossen werden, dass es sich
um einen freien Warennamen handelt.

Das Werk, einschließlich aller seiner Teile,
ist urheberrechtlich geschützt. Jede Verwer-
tung außerhalb der engen Grenzen des Urhe-
berrechtsgesetzes ist ohne Zustimmung
des Verlages unzulässig und strafbar. Das gilt
insbesondere für Vervielfältigungen, Überset-
zungen, Mikroverfilmungen und die Einspei-
cherung und Verarbeitung in elektronischen
Systemen.

SERVICE

Liebe Leserin, lieber Leser

hat Ihnen dieses Buch weitergeholfen? Für Anregungen, Kritik, aber auch für Lob
sind wir offen. So können wir in Zukunft noch besser auf Ihre Wünsche eingehen.
Schreiben Sie uns, denn Ihre Meinung zählt!

Ihr TRIAS Verlag
E-Mail-Leserservice: heike.schmid@medizinverlage.de
Lektorat TRIAS Verlag, Postfach 30 05 04, 70445 Stuttgart, Fax: 0711 89 31-748

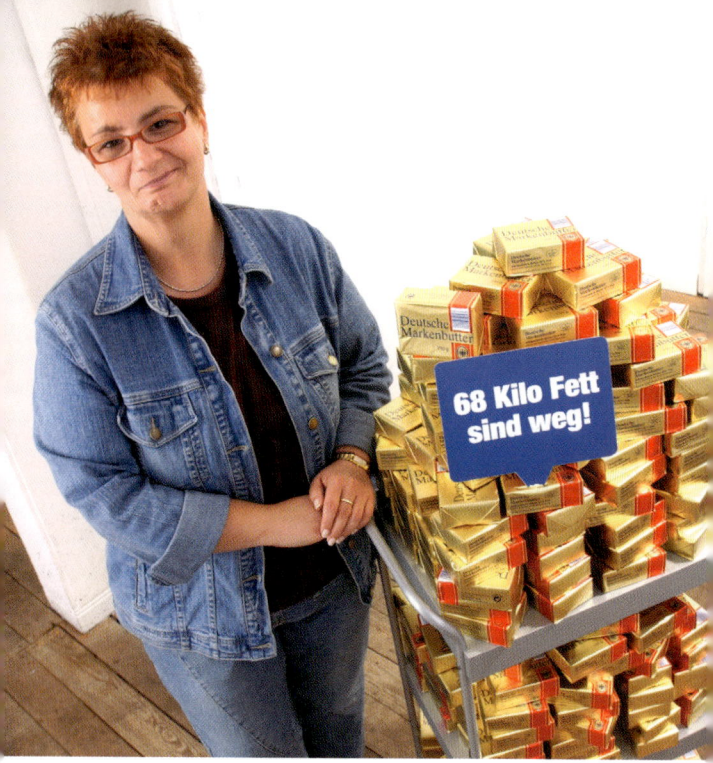

68 Kilo Fett sind weg!

Hallo, wie viele Kilo weniger hat euer Wunschgewicht?
Bei mir waren's eine ganze Menge! 160 Kilo – noch gar nicht lange her,
dass die Waage mir diese drei Ziffern zeigte.

Mein Alp-Traumgewicht! Dabei hab ich viel dagegen gemacht, keine
Diät war vor mir sicher. Also, von der Theorie her, was Diäten angeht –
ohne mich jetzt in den Himmel zu heben – konnte mir keiner was
vormachen. Aber nur in der Theorie, in der Praxis eben nicht. Ich hab
sogar im Krankenhaus gelegen und Null-Diät gemacht für vier Wochen.
Damals hab ich gar nichts gegessen, nur Wasser getrunken. Außerdem
durfte ich ab und zu auf den Heimtrainer. Aber wenn's 5 Kilo war'n am
Ende, war's viel. Dat wenig oder gar nichts essen, bringt es eigentlich

gar nicht. Irgendwann hab ich wieder aufgehört mit jeder Diät – und war prompt in meinem alten Rhythmus. Ich hab sogar noch zugelegt, 5 oder 10 Kilo mehr nach jeder Diät. Bis zu besagten 160 Kilo. Da hatte ich nur noch Angst. Ich dachte, wenn du jetzt noch mal Diät anfängst und dat funktioniert nicht, dann setzt du noch einen drauf. Wo soll denn dat hingehen?

Aber, was soll ich sagen – 68 Kilo sind weg. Für immer – die kommen garantiert nicht wieder. Mein Begleiter und Helfer: **mealus**, ein kleiner Diätcomputer. Das Schöne am Abnehmen mit **mealus**: Ihr müsst auf nichts verzichten – auch wenn eure Lieblingsgerichte Currywurst, Torte und Co. heißen. Ihr werdet euch satt fühlen – keine Portionen, die diesen Namen nicht verdienen, keine Pulver oder Kräuter, keine hungrigen 1200 Kalorien oder mageren 30 Gramm Fett pro Tag. Stattdessen verändert ihr euren Ernährungsalltag – in ganz kleinen Schritten, damit ihr Lust bekommt und behaltet, um immer weiter zu gehen.

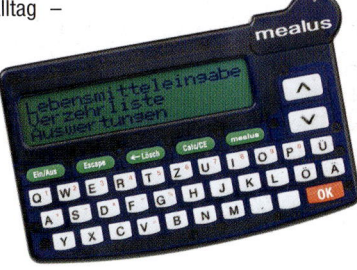

Ich drück die Daumen!
Eure Bärbel Kremer

mealus
EINFACH SCHLAUER ESSEN

Neugierig geworden?
Mehr Infos: *www.mealus.de* und *www.kremerreport.de*
oder telefonisch unter 040-41 62 32 40

Keine Lust im Internet zu bestellen?
mealus gibt es auch in der Apotheke: PZN 3051989

Die Genießer-Küch
für jeden Tag!

Schlemmen statt Diät!

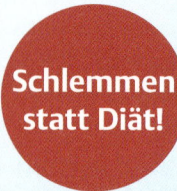
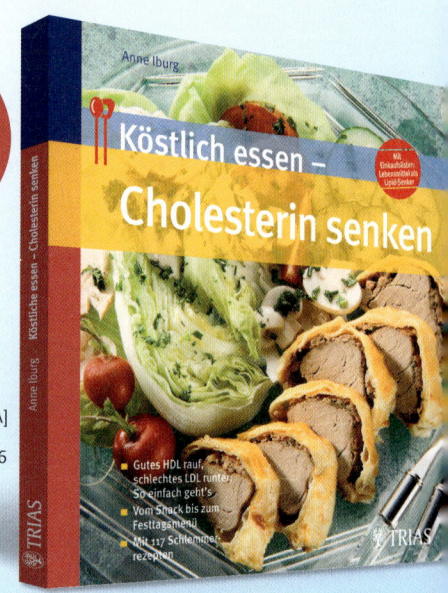

Anne Iburg
**Köstlich essen –
Cholesterin senken**
€ 19,95 [D] / € 20,60 [A]
CHF 34,90
ISBN 978-3-8304-3328-6

Ihr Arzt rät: Achten Sie auf das Cholesterin.
Dieses Buch zeigt, wie gut das schmecken kann!
Mit 117 leckeren Rezepten von schnellen Snack
bis zum Festtagsmenü.

Weitere Bücher zum Thema:
www.trias-verlag.de

In Ihrer Buchhandlung

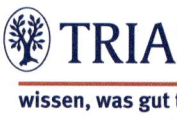

TRIA
wissen, was gut t

Preisänderungen und Irrtum vorbehalten. CHF unverbindliche Preisempfehlung